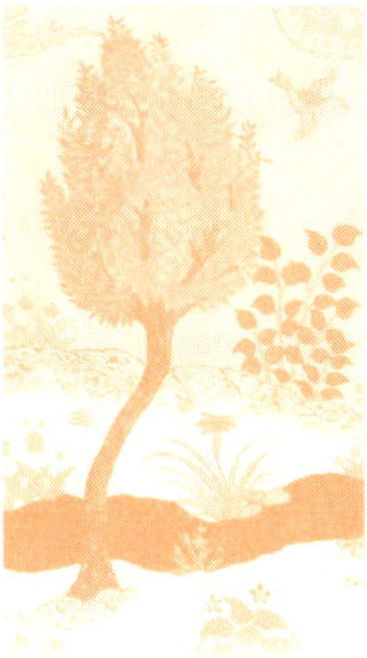

今を生き抜く

幸せに働き、喜んで生きるための36章

根本忠一
Tadaichi Nemoto

推薦の辞

杉溪一言

現代は生きづらい世の中だと言われます。巷《ちまた》にはモノが溢《あふ》れ、何かと便利な時代になったというのに何故でしょう。すでに乏しかった数十年前の戦後の社会とくらべると、本当に夢のような豊かなご時世ですが、その裏側で、自殺者が年に三万人を下らないという現実が続いているし、新型うつと呼ばれている心の症状に悩む人が急増しています。

梅雨空のように社会全体を掩《おお》う閉塞感の下で、人々はひとときの安らぎを求めて、旅行に、美食にと右往左往していますが、その底流では、誰もが願う安心安全とは裏腹に、不安不満が恰《あたか》も通奏低音のように、澱《よど》んだ空気を醸し出しています。

本書の著者、根本忠一さんは、この生きづらい時代に働く人たちの健康を求めて、長年に亘《わた》り調査研究やカウンセリングの仕事に関わってこられました。この本は、根本さんが働く人たちの現場から学び、心の痛みを分かち合った体験の数々から生まれました。ですからこの本には、働く人たちの汗と涙、心の葛藤、悲しみや怒り、不安と不満が渦巻く現代社会の、ネガティブな現実がリアルに描かれています。

そして根本さんはその現実と向きあい、その中でポジティブに生きる生き方を、上からの目線でなく働く人の立場に立って語っています。不安感や孤立感に責められても、そこからしたたかに生きる道を一緒に模索しています。「涙の峠を越えて行こう」と心を込めて訴えています。

私は、根本さんとは世代を異にする老人ですが、彼の求道者のような姿勢、心の健康に向けての強い志、たくましく、しなやかで、しかも誇り高く生きようとする生き方に、心の底から共感しています。旧知の間柄の著者から推薦の辞を頼まれて原稿を読み始めたのですが、読み進むうちにどんどん引き込まれ、彼の純粋な人間性と、透徹した人間観に感銘を覚えました。

本書は、働く人たちに贈られる心の花束であり、働く人たちへの応援歌でもあります。ここに綴《つづ》られた三十六章には、著者が、人々の生きる現場で培われた人生哲学の数々が語られています。その語りの中から、読者は、彼の人間に対する温かさと深い思いやり、そして鋭く厳しい姿勢を感じとることでしょう。

この本が、日々を懸命に生きる人たちにとって心の糧となり、人生のモチベーションを高めることを願っています。この生きづらい世の中にあって、一人ひとりが「今を生き抜く」ために、本書を「心の充電器」として座右に置かれることをお薦めしましょう。

三十六章の中の一章でも、その中の一句でも読者の心に響けば、それは「心の糧」として、その人の一生を大きく育てる力となるかも知れません。そしてその糧が、さらに周囲の人たちへの温かい眼差しを生み出して行くならば、必ずやその人生は枝を伸ばし、葉を繁らせることでしょう。

本書はそんな夢を可能性として秘めていると思います。本書を読み終えて、九十歳になる私も、卆寿《そつじゅ》を超えて生きる力を与えられた気がしました。働く人々が本書と出会い、生きる力を発揮されることを心から願っています。

（すぎたに・きよとき／日本女子大学名誉教授・日本産業カウンセリング学会特別顧問）

今を生き抜く

目次

V 組織の中の私の価値

Ⅵ 被災地の妹へ …… 203

Ⅶ 和解の時 …… 231

カバーデザイン　タクトデザイン事務所
挿画（トルコ細密画）　荒井久美乃

まえがき

本書は、二〇〇九年四月から二〇一二年三月まで、日本生活協同組合連合会の月刊誌『CO・OP navi』に連載された「たくましくしなやかにともに誇り高く」を、一般の方々向けに書き直したものである。

執筆を続けたこの三年間にはさまざまな出来事が起こった。リーマンショック以降の国際的な景気低迷とそれに続く欧州の金融危機、尖閣《せんかく》諸島や竹島《たけしま》などの領土問題、そしてあの東日本大震災である。

社会の混迷と経済環境の不安定によって企業の収益構造は不確実さを増し、その中にあって企業で働く人に対するプレッシャーは強まるばかりであった。そのプレッシャーに抗する力が一人ひとりにあればいいのだが、それが適《かな》わずに、期せずして心を病んでいく人が後を絶たず今に至っている。この現実が当たり前で良いはずはない。

人が希望の見えぬままに働く状態は本人の生きがいを奪うばかりか、精神的なストレス疾患の温床にもなる。人間は無気力を学習するので、こうした状況が長く続くことは人間にとっても社会にとっても好ましいことではない。

さりとて精神的不調者の対応に国や企業が過敏になり、ストレスから人間を遠ざけようとする風潮も、人間本来のたくましさを疎外し、企業はその競争力を低下させ、ひいては国力を失うことになるのではと内心で危惧している。企業の緊張感とそこで働く勤労者の精神疾患の予防という二つのバランスを保つためには、企業の緊張感に見合うだけの勤労者の心の状態をいかにつくるかということに焦点を注がねばならないと考える。本来の産業メンタルヘルスの目的に照らし合わせると、精神的不調者の対応に主眼があるのではなく、勤労者をいかに生き生きとさせて、生産と福祉に寄与してもらうかにかかっている。技術は人の所産であって、絶えることのない技術の再生産を生み出す人の育成こそが、国家の課題であると私は思う。資源のない日本が安定的な繁栄を保つためには、人の力を信じ、人の可能性に賭けるしかない。

日本企業は、国の指導も相俟《ま》って従業員の健康管理については制度上非常に手厚い。これほどまでに企業が個人の健康に責任を持とうとする国は世界の中で類を見ないという。企業福祉はそもそも勤労者の権利擁護のみを目的としたわけではなく、それぞれの企業が自発的な意思で従業員のモチベーションを上げるために作られた部分も少なくない。しかし働く者のために良かれと思って出来た仕組みが、勤労者の意欲向上の自覚を喚起せず、そこに組織への依存構造を引き起こすならば、それは企業の本意ではないはずである。

今後日本が国際社会の中で生き残るためには、優秀な能力を持ち、かつ困難に負けない成熟した精神を持った人材を数多く育てなくてはならない。しかし現実を見渡すと、子どもの人口は低下しその学力も低下している。未来の担い手の量も質も落ちようとしているのである。さらには大学も目下のところ研究よりも経営に軸足を置かざるを得ず、果たすべき人格陶冶《とうや》をどれだけ重視しているのかはなはだ疑わしい。企業もまた短期収益を優先せざるを得ず、長期的ビジョンに立った研究開発投資を捻出できないという状況にある。これらの事実を並べただけでも日本の国際競争力の低下は火を見るより明らかである。産業の世界のストレス問題を云々《うんぬん》する前に、産業界と教育界が手を携えて、わが国の次代を担う人づくり、生き方の軸を持った社会人教育の原点をもう一度考え直す時が来ていると思えてならないのである。

働く人個々の健全で力強い勤労観を育て、勤労意欲を高めない限りは、いくら社会保障や企業福祉等を整備したとしても、それは有効に機能し得ないように思う。

働く人の強い勤労意欲はおもに次の二つによって支えられると考える。ひとつは、自分のなすべき仕事への意味と目的を理解することである。「理解」といってもそれは簡単なことではない。「理解」はきわめて個人的な知的作業であり、誰かがそれを咀嚼《そしゃく》して教えてあげる必要が出てくる。ところが、今の時代において、人の面倒見が良いことを美学と考える人がとても少なくなっていることは、その足かせになっているはずである。もうひとつは、周りの人に自分の働きがわかってもらえ、役に立っているということを実感できることである。これは知的理解に頼らない。人間どうしの生身の触れ合いにおいて感じるものである。幼子においても知的な障がいをもった人々においても誰かの役に立つ喜びを感じることは不可能ではなく、むしろその感覚こそがその人たちが生きるための大切な支えになる。

人生の目標が大事、と教条的に言う人もいるが、自分の道を見つけ目標を捉えられたらそれはとても幸せなことである。それが叶《かな》えられるのはその人の能力と努力と、そして運の賜物である。現実においては、生きる目標を捕捉できない人のほうが多い気がする。生きる目標を見出《いだ》せぬままに、背負うもの、抱えるものの重みに耐えながら生きている人のほうが圧倒的に多いのではないだろうか。しかしそうした中にあってなお、他人を怨むこともなく、こうとしか生きようのない断念の道を進み、自分がこの状況において生かされているごとに喜びを感じながら生きる人もいる。これもまた生き方である。

この書で希求したものは一貫して、人間がいかに幸福になれるのか、ということである。幸福は社会制度や物質的豊かさで決定されるものではない。それらは幸福を導き出す誘因であり、幸福をかたちづくる構成要因としてそこに存在する。幸福は本来的に人間の心のうちにある価値観によって決定される。幸福とは主観の産物である。その実感においては、むしろ貧しき中でこそ得やすいことを古今東西の先人たちは事あるごとに教えてくれている。

三年間の執筆を通して私自身が特にその先人たちから学んだものは、幸福とは勝ち取るものでも与えられるものでもなく、自分の強い意思と他人の支えによって、最後は恵みの中で感じ取るものであるということである。それは裕福に対する負け惜しみではない。人間の本質的な幸福は、物欲や万能感の成就を超越したところにあるということなのである。

これらの話は、人によっては雲を掴《つか》むように聞こえるかもしれない。しかし、自分の人生の意味を問いながら日々を過ごす人たちにとっては、その意味を容易に理解いただけるだろう。なぜなら幸福とは、何もせずに頭で考えるものではなく、動いて経験して苦汁をなめながら身体で覚えるものだからだ。この書を手に取った読者の皆さまがもう一度、自身の幸福について思いを巡らし、新たな光を見出《いだ》すことが出来たならば、それは望外の喜びである。

I

ストレス問題をとらえ直す

［1章］

ストレス問題をとらえ直す

01

日本のストレス研究はなぜはじまったか

今から三十年以上前、日本生産性本部に「働く人の心の問題」に着手する小さな研究会がひそかに立ち上がった。

あり得ない事故はなぜ起こるのか、能力のある人がなぜ力を発揮できないのか、これまで触れようのなかった厄介な問題に心の視点からのアプローチが始まったのである。

一人ひとりが本来持っている能力を組織のために発揮できるようになるために、働く人の心の健康度を測定し、働きやすい職場をいかに作るかがテーマになった。そこには日本の労働の現場を良くしたいという理想に燃えた企業・労働組合の人々、そして大学の研究者が無報酬で集まった。

しかし、その道のりは平坦ではなかった。立ちふさがったのは、言うまでもなく精神病への偏見と医学の世界の高い壁である。心の世界は常に医学の独壇場であり、病気の問題として取り扱われていた。医者の中には自分たちの世界を素人に侵食されると不快に思った人もいたと聞く。それでも一部の医者たちは「働く人のために」という呼びかけに応じ、偏見の荒波の中で一緒に研究を進めたのである。その研究会を推進したリーダーが結核をおしてこのプロジェクトを進めたことはいまや逸話となっている。

やがてそのチームは、これまでの病気対策と一線を画する言葉を造語として発表する。それが「メンタル・ヘルス」である。外来語ではない。日本の勤労者を思い、日本の産業の隆盛を目指して作られた先人たちの魂の結晶である。

ストレス対策を超えたメンタル・ヘルスへの取り組み

当初は「ストレスを減らせば元気が出る」と単純に考え、ストレスをいかに減らすかに焦点が当てられていた。おそらくはメンタル・ヘルスという新しい考え方を世に広めるためには単純化して説明することを優先して考えたと思われる。

現実には、ストレスがなくても元気がない人はたくさんいるし、ストレスを抱えながらも元気な人もたくさんいる。今やメンタル・ヘルスは単なるストレス対策とは言い切れない。メンタル・ヘルスとは、「心」という視点から、人間がそして組織がいかに生き生きとするかを分析し、その改善の方法を見つけ出す総合的な取り組みである。

一人ひとりがいかに元気に働けるか、というテーマがメンタル・ヘルスの本質だとすると、ストレスを取り除くノウハウよりも、むしろストレスの耐性をどう高めるかに比重がかかってくる。

上司から「元気を出せ」といくらやみくもに言われても、おいそれと出せるものではない。まして緊張と不安を煽《あお》っても、出るのは活力ではなく、不調者だ。そのことを上に立つ者はしっかりと肝に銘じないといけない。メンタル・ヘルスの本質的な課題は一人ひとりが元気を出したくなる職場環境を作り、安心してストレスに立ち向かえるようになることなのだ。

人を大切にする文化をつくる

ふとある食品会社の教訓を思い出す。会社一丸となってメンタル・ヘルスに必死に取り組み、さまざまな成果が見え始めていた矢先に、会社を窮地に追い詰める大事件が起きた。それも立て続けに二つの工場においてである。人を大切にしようとメンタルに取り組んでいる矢先になぜ？

「メンタル教育に管理者を二時間費やせるほど暇じゃない」「そのメンタル・ヘルス研究所のＪＭＩとやらの調査の対投資効果を説明してみろ」

問題が発覚する前にその二つの工場から異口同音にこうした意見が出ていた。なるほどもっともな言い分である。しかし異議を唱え、取り組みを拒否したこの二つの工場でのみ事件が起こった。

金儲《もう》け主義一辺倒になった工場が人を大切にする職場文化を放棄し、組織の安全装置が外れた、と考えれば簡単だが、失ったものが大き過ぎることは悔やんでも悔やみきれない。

景気の低迷状態では特にトップの「攻め」の意識が従業員を奮起させる。それに対し、安全と健康は「守る」ものである。「攻撃は最大の防御」ということはこの場合にはありえない。業績を追求しながら、安全と健康を守るには知恵と努力が要るのである。「攻め」の時にこそ、冷静さが求められるはずだが、人間はちょっとうまくいくと成功にしがみつく。

それとは対極にある経営者は部下の管理職にこういう檄《げき》を飛ばした。

「一人も犠牲者を出すな」

見事なリーダーシップである。健康と安全の一辺倒で言っているのではない。目標に向かってまい進し、それでも犠牲を出すな、という人を奮い立たせるメッセージである。

良き会社を残すために

実は、経営学の世界では、経営の目的は利益を上げることとは教えていない。利益を上げることは手段であり、経営の真の目的、それは組織を残すことにある。

未来に会社を残すためには、組織を大きくして安定させなくてはならない。だから利益を求める。しかし、それがうまくゆくことで得られる成功体験は同時に一部の人間に功名心を産み落とすことにもなる。そこで自らの力を過信すれば、組織への圧力を強めることになる。そこで従業員を安易に潰《つぶ》すようだと、従業員は不安になり、会社のために無理をしてでも働く者がいなくなる。

働く人たちがそれぞれの持ち場でどんな気持ちで今仕事をしているか、そうしたことを想像する感覚を起動させ、思いやりの心を身近に居る者に向けることがメンタル・ヘルス活動の原点である。

企業が企業として社会に存在するには、社会に役に立つ会社であると言い切れる企業理念を持っているかにある。そのときにそこで働く者に仕事をする喜びを感じさせられるのならば、皆が強い誇りを持って働ける。

厳しい時代にあって目の前の利益のみを追い求めるのではなく、自分たちが社会の役に立つ存在として示せる会社は、窮地に陥っても社会に救済される事実をこれまでいくつか見てきた。良き社員、良き企業を作る、それがメンタル・ヘルスの本来の目的なのである。

（二〇〇九年四月）

［2章］

人生の試練としてのストレス

02

増え続けると言われるストレスに

これまで何十年もの間、働く人のストレスは増え続けている、と言われてきた。その時々にストレスを取り除くためにはこんなやり方があると様々な方法が紹介されている。健康への気づき、ストレスのサインを教える知識教育、ストレスを発散するスポーツや趣味を持つこと、そしてストレス耐性を高める訓練や対人関係を見直すスキル等々……。

確かに聞けばなるほどとは思うが、それが実際の場面でどれほど役に立っていたというのであろうか。専門家はストレスをいかに取り除くかを教えてくれる。

しかし私たちの本当の救いは、自分が抱く悩みや受けたストレスをわかってもらえる人がいるかどうかにかかっているのではないだろうか。問題が解決するかしないかはそれに比べればいささか軽い。

「不安感」と「孤立感」がネック

私のこれまでの研究から端的に言うと、人がストレスで破綻するリスクファクターは、「不安感」と「孤立感」である。それは生きていく上で、人との関わりの上で、いつも付きまとってくる課題である。

不安感とは、何が怖いというのではない。対象のあるなしにかかわらず起こる。経験のないことに向き合うときにも起こる。不安とは〝反応〟というよりもむしろ〝状態〟であり、経験に左右される。克服できない過去に縛られれば不安は起こる。専門家によっては〝退行〟という技法を用いて、催眠で過去の記憶を組み替えるという荒わざに出るときもある。

孤立感は文字通り「ひとりぼっち」ということだ。ましてその上に「お前なんかいてもいなくてもかまわない。代わりはいくらでもいる」もし冗談でも上司にそう言われたならば、部下にとっては「死ね」と言われるに等しいダメージになる。人はひとりのさびしさを怖れ、自分をわかってくれる人を求めて生きている。

苦悩することの意味

「人生に意味があるというのなら、
　それに属する苦悩にもまた
　　意味があるにちがいない」

名著『夜と霧』の著者V・フランクル*はそう語った。彼は、我々が抱くパーソナルなストレスの多くは自分の人生から発せさられていると語る。自分自身の人生の苦悩は他人と違っているのは自明であり、自分にとっての特別な意味を自分で発見しなくてはならない。自分が背負うべき重荷から逃げることは出来ず、刻々と変わるその重荷の意味を動きながら生きながら、今ここで見出すしかない。

ストレスの感じ方は、人生の捉え方に大きく影響される。自分の人生を今より高めようと思えば、外からのストレスは自分を磨くための貴重な教材となる。

人間としての成長を積み上げ、自分らしい人生を完成させるためには環境に揉まれ、それを乗り越えることが必要だ。思い通りにならないことにこそ意味があり、そのときに発せられる人生の具体的な問いに、具体的に答えていくしかない。

運命に立ち向かいながら生きる

人も企業も思いもしない出来事に遭遇することがある。かつてたまたま私も餃子事件に巻き込まれた生協にかかわったことがある。それが報道された翌朝の店の光景を知る人は少ない。

店員たちは誰に言われることなくいつになく早く出て黙々と働き、その周囲には地域の人々やかつてそこで働いていた人々が集まり、「がんばれ」と声援を送っていたという。普段から共感をもたれる働き方をしていたのであろう。その励ましの声が周囲から起こったことに店長は一瞬でも感慨を覚えたであろう。

運命に立ち向かうとはそういうことだ。

招かれざる運命に向き合うときにその人の生き方の価値が否応《いやおう》なくわかる。「まさか」というその日に、心の乱れを抑えあたかも平然と、自分が何をなすべきかをわきまえていられるようにしなければならない。

フランクルの言葉をその方々に捧げ讃えたい。

「生きることは与えられているのではなく課せられている」

ストレスのあるなしは人生にとっては大きな問題ではない。人生に向き合い、希望を信じ、苦労をいとわずに働くことで自分の価値を高める、それこそが人生なのである。

（二〇〇九年五月）

＊「本書に登場する人たちの備忘録」所収。

［3章］

鍛えよストレス耐性

03

うつの増加とストレス耐性

若者が弱くなって、うつ病が若い人たちにも増えていると最近よく言われる。企業の人事担当からも、うつ病になりやすい人の見分け方や、ストレス耐性があるかないかを見極める方法を教えてほしい、と聞かれることがある。

一般的には、うつの発症はその人の性格が関係していると考えられやすい。もし、ある性格要因がうつを引き起こすのであれば、その性格の持ち主が全員うつにならなければ科学的な説明にはならない。だからまっとうな専門家ほど、この発言には慎重である。

またうつは、精神的な弱さと関係しているように人は思いがちであるがそれも確かではない。

うつを引き起こす脳内物質の変化と本人の性格や行動との因果関係はいまだ解明されて

はいない。

最近では「うつは病気」と言い切る医者も増えてきた。どうしてなったか、ではなく、ただ病気なのだ、と。それは期せずしてうつになった人からみれば福音となった。その人たちにとって一番つらいのは、「弱いからうつ病になった」と周囲の視線を浴びることである。「うつは病気」というフレーズは、自責の念からの解放になる。そして周囲も、病気だからきちんと治療しなさい、というアドバイスがしやすくなる。

ストレスから逃げるか、立ち向かうか

その場その場のストレスをしのぐことができれば、確かにその時はほっとする。しかし自分がぶち当たった難題に自分の力で解決する経験を重ねない限り、未来への不安は消えるものではない。

怖れるものを心の中から取り除くのではなく、怖れる心を怖れない心に変えてゆくことこそが私たちの生きる課題なのではなかろうか。

そのためには、もちろん手段も大切だ。〝自力の解決〟、〝援助を求める〟、〝否認〟、〝逃避〟、〝あきらめ〟それらをその時々の状況で自由に使いこなし経験を重ねる必要がある。

いつもストレスから逃げ回ってばかりいては、私たちの生き方の質は変わらない。

自分が真っ暗闇の中で困難な壁にぶつかって追い詰められたときに、はなから逃げ場がないと思ってしまうか、それでも一点の光があることを信じてそれを探し出そうとするかでそこにいることの意味が全く異なったものになる。人間の生き方の価値を考えたときに、追い詰められて苦境に陥ることが問題なのではなく、その状況にあって希望をなくしていないかどうかが問題なのだ。それを周りのせいにすることをよしとするか、それとも受けて立つか、それはまさにその人の生き方へのこだわりがあるかどうかにかかっている。

強く生きたい、善くありたい

私たちは、勇気や希望が大切なことを日々思い、目の前の小さな困難にぶつかることに慣れていたいものである。なぜ今が暗いか、などと考える必要はない。闇の中でたじろぐのではなく、希望の光でその闇を消せばいい。そして勇気を持って生きることや希望を持って生きることを讃えあう人間関係を持ち続けたい。

人生の中で与えられた困難から逃げたいという欲求に駆られるのは、そうした人間関係を作りきれていず、誰も自分を守ってくれはしないと思い込んでいるからではなかろうか。

自分を日々振り返りながら磨こうという気持ちがないと、どうしてもその時々の苦痛に負けてしまう。

避けられないストレスへの耐性を高めるためには、自分の努力の「限界設定」をどこに置くかも問題だ。バーが高すぎてもだめ、低すぎてもだめ、「適度なストレス」はまやかしで、何が適度かなんてわからない。ましてうつの人は、本人の自覚がないままに進行し、まだ大丈夫、と思っているうちに心を病むことも多い。「もし、このままいったらうつになる」、と感じ取ったらそこでやめなくてはならない。環境への適応を通して自分を強めていくことがストレス耐性を上げる最もシンプルな方法である。

互いへの責任

これまでのメンタルヘルス施策においては、ストレスにならないようにするためにストレスの原因になるものから遠ざかったほうがよい、というのが基本的な考え方であった。そうした健康リスクという視点は、苦悩や苦痛をなるべく避けようという風潮を生み出し、そのことで、人として本来持たねばならないたくましさや、ともに生きるための人への思いやりをどんどんと失っているように思う。

最近の私たちの持っているデータから働く人の意識傾向を言えば、抑うつ感や不安感が強まっているというよりも、将来への不安が強まっていることが目立つ。希望が見えないのである。職場で暗い話ばかりすれば、ストレスに立ち向かう勇気も出ない。世の中がこうだからと、性懲りもなく暗い話ばかりして、立ち上がらないための言い訳をしているようにも思える。

組織としては、従業員がきちんと仕事をしてもらいたくてストレス対策をしているし、メンタルヘルスにも力を入れている。しかし、人間はストレスに耐えるために生きているのではないし、うつ病にならないことが生きる目的でもない。うつ病になったら仕方ないじゃないか、私はそう思っている。

それよりも逃げ場のない厳しい場に置かれながら、それでもみんなが喜んで感謝して働ける場にするにはどうしたらいいか、それが何よりも大切で大きな課題なのである。個人は自分の人生に対する責任があり、組織はそこで働く従業員への責任がある。そういう視点で、ストレス耐性を高めることの本質を問いたいのである。

（二〇一一年二月）

II 健康であるということ

［4章］

病むこと悩むこと

04

うつ病は増えているのか

「うつ病」が増えていると言われている。ストレス性の精神疾患はうつ病に限るわけではないが、代表格であることに疑いはない。ところが私の勤務するメンタル・ヘルス研究所のＪＭＩ健康調査*の延べ三百万人の統計では、ここ二十数年間、日本人の「抑うつ傾向」はほぼ一定で、特に悪化しているわけではない。時代が変化して、人が物事を暗く考えやすくなったり、落ち込みやすくなったりという精神状態の変化はデータ上確認できないのである。

何が変わったのかというと、人の気持ち、意識である。帰属意識や人とのつながり、将来への希望の持ち方などに変化が見られる。環境との折り合いのつけ方にストレスを感じているのは事実である。病的な水準以下で、病気でない人の「抑うつ傾向」は強まっているのかもしれない。

うつ病はかつて不治の病のように人々に恐れられた。その偏見をなくし何とか「市民権」を得させようと、一部の精神科医がうつ病を〝心の風邪〟と言いはじめた。ネーミングの良さが確かに効果をもたらした。と同時に、簡単に治る病気だという誤解も与えてしまった。良識ある精神科医はうつ病に対する見方はけっしてぶれず、あなどらない。むしろ難しい病だという。治るのが難しいと言っているのではない。「その人の人生を背負った病だから」という意味においてである。

新しいタイプのうつ

従来、うつ病になる人はきちょうめん、生真面目で責任感の強い人に多いと言われてきた。そしてその人たちは、おおかた薬と休養で治ると思われてきた。

最近では、新しいタイプのうつが増えているという。従来言われたような「頑張った結果」として、ではなく、「頑張る前に」発症する。それは若者に多く、本人の未熟さが関係しているとも医者は指摘する。

従来のうつは、役割や規範にこだわり自分を責めるが、新しいうつは自分へのこだわりが強く周囲を責める傾向が強い。時に、エゴイスティック、ナルシスティックと言われることもある。そうした特性に本人はあまり気づいていない。

若年層がそれほど多くない歴史のある企業では、従来型が多い印象を受ける。従来型は中高年に多いということとも関係するが、そうした企業は新しい企業に比べ帰属意識が高く経営参加意識が強いことも関係していると思われる。その生真面目さこそが組織を支えているのだが、その思いが過剰な期待になると逆に燃え尽きることにもなる。

しがみつきの病理

とはいえ、いずこの企業も新しいうつへの対応が深刻な問題になっている。その人たちは自分の症状を自分で調べてクリニックに行く。そして、うつと診断されることに協力的だという。がしかし薬は効かず、休んでも治らない。

今、産業界全体では、長期休職者の大半をこの人たちが占めるといわれている。

「こんなに手を尽くしても一向に良くならない。何のために彼を応援してきたのだろう」そうした戸惑いを人事や健康管理担当から幾度となく聞かされた。当事者たちに悪気はないのだが、周囲の困惑とかみ合わない。

どうも周りの人間のうつへの恐れと苦手意識が、彼らの無意識の依存性をくすぐっているようにも見えてならない。

自分ではどうすることもできないあがきのなかで周囲に依存する一方、その依存している相手を責め、そして自分を責める。「何かを責める」気持ちの裏側には、かならず「何かへのしがみつき」がある。それが「ねばならない」であったり、「偏った自己愛」であったりする。

目下の状況において、うつになるメカニズムは従来型であっても、症状的には新しいうつ、という、いわば〝燃え尽き〟パターンは少なからずあると私は思う。

自分の弱さへ向き合うこと

うつで病むことがその人の人生の転機になるということもある。そのひとりNさんはうつから快復してこう語った。

「うつになってよかったことがあります。自分の弱さがわかったことです」

その弱さとは何かをたずねてみると、「強さにこだわる弱さです」と彼は即座に答えた。一皮むけた、と思った。彼が弱さを持っていたことが問題なのではない。うつに向き合い、そこで自分にとって大切なものを見出したことに意味があるのだ。

症状が消えることと、病を乗り越えることとは違う。症状を残しているか、薬を飲み続けているかは本質的な問題ではない。本人がうつをどう受け止め、うつをどう生きているかが問題で、その苦悩を経て、やがて生きていることへの感謝や喜びを発見できることこそが重要なのである。

人生の問いに答えるために

環境とのやり取りで起こるストレスがうつを引き起こすと考えるならば、人と人との間でしなやかに生きる能力を鍛えないとならない。それとともに彼が気づいたように、己の力を過信せずに謙遜であるという態度を守り続けないとならない。そうしたことこそ、遠回りであっても発症の歯止めになると私は思う。

それにしても、健康とはいったい何なのだろう。病むことが本当に人の幸福を奪い去るのか、そんな単純なものであるはずがない。もしかすると病を負い窮地に立たされたときに、自分が病んだという事実を受け止め、そこからどう希望を見出《いだ》せるのかを悩むことができるということこそが実は人間らしい健康な生き方なのではないかと思う。

「悩む」ということは、自分に課せられた人生の問いから逃げないというただそれだけのことかもしれない。受け入れがたいものから逃げずにそれに向き合う、その繰り返しが人を人にしてゆく。人としてのやさしさもそこからでしか学べない。

（二〇〇九年六月）

＊　ＪＭＩ（Japan Mental Health Inventory）健康調査：一九八〇年に開発されたわが国のメンタル・ヘルス研究の先駆けとなった心の健康診断システム。質問紙を用い、職場、身体、精神、性格（活力）の四領域で、個人と組織の診断を行う。当初から個人のプライバシーの厳守が絶対条件。延べ三〇〇万人以上の調査実績を有する。

［5章］

いのちは生きるために

05

最後の電話

出張から久しぶりに職場に戻り、席に着いた途端に携帯電話が鳴った。電話の向こうから既に引退された懐かしい上司の声が飛び込んできた。

「根本君？　お元気ですか？」

「はい、元気です、お久しぶりです」

すると唐突にこんな言葉を私に投げた。

「どんなつまらないと思う仕事でも、必ずそこに意味があるのだから、自分のつとめを果たしてくださいよ」

その時、背後で誰かのあわてた大声が聞こえたと思ったら、電話は突然切れた。

ひと月後、長い闘病の果てに安らかに眠る上司の傍らで、最愛の夫を亡くした奥様はしんみりと語った。

「あの電話のあとに意識がなくなったのですよ。根本さんと話したのが最後になりました」

人が最後に発する言葉にその人の人生が凝縮される。自分が生きた証しは伝えるべき人に何を伝えるかで決まる、そう言っても過言ではない。

現実を生きる感覚の欠落

豊かな時代は私たちに、コンビニや携帯電話、インターネットといった、生きるための数多くの「装置」をもたらした。

多少のお金さえあれば何とか生きられるようになった。その代償に、他人と助け合いともに生き、苦労を常とするという「現実感覚」を失った。それゆえに自分のためにならないこと、答えの出ないこと、報われないことには耐えられない人が増えた気がしてならない。その挙句「幸せに生きられないなら生きる価値はない」と、いち早く結論づけてしまう人も増えたように思う。

未曾有の不況と言われるこの現実のなかで、誰もがたいへんな状況にあるというわけではない。多くの人は多少生活は苦しくても、それが生死を脅かすまでにはいかない。苦しいことを苦しいと感じさせないまやかしこそが豊かさの功罪である。

生きることはたやすいものではなく、はじめから楽しいものでもない。明るさだけで楽しく人生を生きようというのは幼稚な幻想である。光が陰を作るように私たちの人生はつねに陰影で彩られ、そこにその人の人生の深みが映し出される。

希望と絶望、喜びと悲しみ、充実と虚しさ、愛情と憎しみ、それらの狭間に人生があり、人との関係がある。そこをどう渡り歩いたかでその人の価値が決まる。

いのちの価値がいつから軽くなったのか

自殺が年間三万人を超えたのは一九九八（平成十）年。それ以降三万人を割ることはない。人が生き急ぎ、いともはかなく自ら命を絶つ。

自殺はうつ病によって引き起こされると言われるが、一部の精神科医からは「必ずしもそうではない」という意見が最近は出てきている。死ぬには死ぬなりのわけがある。それをうつ病のせいにだけされては亡くなった人々も浮かばれまい。

苦難を背負い、行き詰まって自分を責めるしかない状況に立たされ、もしそこで自殺を選んでしまえば、あとになって事情のわからぬ他人に、「あの人は、うつという病苦によって命を絶った」と片付けられてしまう。それでよいはずはない。

「やり残したこと」と「必要としてくれる人」

専門家は、「自殺の予防策として最も有効なのは、社会的共同体で個々人の連帯を高めること」だと言う。簡単に言えば、仲間意識や絆を深め続けることである。

自殺は、「どんな理由があったか」よりも、「何が歯止めになったのか」が重要だ。つらいからあきらめるのではなく、つらくても生きられるすべが必要なのだ。その歯止めを、「やり残したことがあること」「自分を必要としてくれる人」がいること、この二つだと私は考えている。

まだやらねばならない仕事がある、と思い出した人は死なない。〝やり残した〟ことが、〝自分のため〟ではなく〝誰かのため、人のため〟ならばなおいい。必ずそこに人が共感して集まり、それが励みになるからだ。

「自分を必要としてくれる人」は、たとえば、わが子、である。失踪した男性が、携帯の留守電に残された「パパ、帰ってきて」の一言で戻ったこともある。

生きることはつとめを果たすことである

かつて内村鑑三《うちむらかんぞう》＊は「われわれが死ぬまでにはこの世の中を少しなりとも善くして死にたいではありませんか」と説き、誰にでも残せる「後世への最大遺物」は、「勇ましい高尚なる生涯」であると言い切った。「失望の世の中にあらずして、希望の世の中であることを信じる」その信念を実行し、「自身の生涯を世の中への贈り物としてこの世を去る」と語った。わずか百年前の『生き方』の思想である。

人は幸せになることを約束されて生まれたのでもなければ、ましてや不幸になるために生まれたのでもない。与えられた人生をまっとうするために生まれ、そして生きている。誰もが必ずしも明るい幸せな人生になるとは限らない。明るくても明るくなくても自分らしくどう生きるか、それを受けて立つことが自分の人生への責任として問われている。

いのちはそのための貴重な〝もとで〟となる。このいのちをもって、自分の人生を立てあげなくてはいけない。だから、自殺してはいけない、させてはいけない。私たちのいのちは、こののっぴきならぬ今を生き、自分のつとめを果たすためにある。あの上司の最後の言葉は限りなく澄んで、今も私の心に光り輝いている。

（二〇〇九年七月）

＊「本書に登場する人たちの備忘録」所収。

［6章］

健康であるということ

06

あらためて「健康」の意味を問う

「健康が一番である、健康であらねばならない」という考え方を「健康至上主義（ヘルシーイズム）」と呼ぶが、専門家の間では批判が多い。健康はたしかに大切ではあるがそれがすべてではない。健康であらねばならないという考え方が高じることは往々に何らかの心理的、身体的に不安を背景にしていることが多い。そういう人たちは健康でないことに対する嫌悪感を持ちやすく、それがやがて、排除の思想を引き起こすことにもなる。そうなると、期せずして病を負った当事者の人たちの居場所がなくなってしまうのである。これは全体主義のメカニズムに近い。

さらに言えば、人間はそれが健康に悪いと知っていてもあえてそれにしがみつくこともある。〝わかっていてもやめられない〟という心理を嗜癖《しへき》性と呼ぶが、そうした嗜癖行動はストレスを回避する上で必要なときもある。問題はしがみつきの程度だ。アメリカでは喫煙行動を「弱者たちの貧しい悦楽」と蔑《さげす》み、喫煙そのものを徹底的にバッシングする。

私はかつて、タバコを一日にどのくらい吸うかでメンタルヘルスを調べたことがある。全く吸わないか、やみくもに四十本以上吸う人の健康度が高く、最も健康度が低いのが十本程度という結果がその時は出た。これはあくまで調査時点においての精神面での健康度においてであり、高齢期になったときの健康被害は考えないということが前提にはある。

しかし、タバコを吸う人の心理を全否定すれば、別なものへの依存が始まる危険は常につきまとう。

「フィンランド症候群」の教訓

かつてフィンランド保健局は健康管理について大がかりな研究を行った。六百人ほどの管理職を選び、健康管理を行い、節酒、節煙、運動の奨励、栄養指導などを十五年にわたり行った。一方で対照群として、その効果を証明するために、さらに六百人ほどを選び、こちらには健康管理を施さなかった。その結果「意外なことに、健康管理を徹底したほうの集団には心臓病のリスク、高血圧、ガン、自殺が多く見られ、もう一方の群はそれらが顕著に見られなかった」と報じられた。それがあたかも健康管理が悪いことだという誤解を招き、専門家の反発を買った。

不節制が身体に良いわけはないが、行き過ぎた健康管理がひとりひとりの健康管理の自覚までも奪ってしまうというこの警鐘には耳を傾ける必要があるとも思える。

健康は生きる資源

私たちが健康であることの意味をあらためて考えてみたい。健康とは何か、は人さまざまである。今健康な人にその大切さを説き病気のリスクを伝えても、現実感覚のなかでそれを理解することは難しい。本当に健康のありがたみを知る人は病気になったことのある人か、身近にそういう人を抱えている人である。ではどうしたら健康な人に、健康であることの大切さを伝えられるのであろうか。

健康とは本来、生きるための資源である。しかし、健康が人生の幸福を約束するわけではない。いつの時代にあっても、人の関心は健康よりも幸福にある。幸福も健康と同じく目に見えない。真実としての幸福よりも、幸福と思えるような感覚になれることを望み、その道具として、先に挙げたように酒やタバコといった代償を求めることになるのである。

心が健康であるということとは

ストレスのない心の穏やかな状態を健康というのであれば、現実を直視せず問題を否認し穏やかさを装うことで自分を偽ることもその選択肢となる。しかし多少はごまかしたとしても、ストレスのない平穏な心の状態など本来ありえない。では心の健康とはどういう状態をさすのだろう。

まず挙げられることは、『感じる』機能が働くことであると私は思う。嬉しいときに嬉しいと感じ、悲しいときに悲しいと感じられる機能は〝感性〟と言い換えてもよい。時はさかのぼるが、アウシュビッツ強制収容所解放の時に、そこから解放されたユダヤ人に大きな喜びはなかったという。自分を喜ばすことを忘れていたのだ。むしろ、やがて感じた人間らしい苦悩を持つことが出来るようになったことを喜んだという。

喜ぶときに笑い、悔しいときに涙を流し、正義を賞賛し悪を糾弾しようとする良心が機能することもまた心の健康である。自分が周りに押しつぶされないためのセンサーが働いている状態を心が健康であると私には思えるのである。

心の健康の二番目に来るものは、内的な心の自由である。自分の幸福を追求し、希望と可能性を拡げる、なにびとにも冒されない自己決定力がそこにあるかどうかが健康の二番目の条件である。自分がこうなったのは、あの人のせいだ、という恨みの感情があるようだとそれは健康とは言えない。心の健康な人は、常に自由な心を持っている。心の自由とは希望を持つ権利のことでもある。

三番目に来るのは、適応能力であろう。自分の置かれた環境に柔軟に適応するためのスキルが得られず不覚にもうつ病になる人は多い。環境変化のなかでそれに流されず、逆にその流れに変化をもたらすよう働きかけられる適応能力があることを健康ということが出来るだろう。

相手かまわず力ずくで押し切る人もいることはいるが、それは強引なだけで適応とは呼ばない。環境を変えるのではなく環境を壊してゆくわけであるから。その意味において、「自己過信」によって相手を服従させる人の心は健康とは言えまい。

「感性が機能すること」、「自由な心を持っていること」、「環境への適応能力」、その三つをもって心が健康であると私はいま考えている。

（二〇一〇年四月）

III まなざしに囲まれた自分

［7章］

人間関係憂いなく、恐れなく

07

悩みが尽きぬ人間関係

生まれてこのかた人間関係で悩みを持ったことのない人はいない。もしいたらその人は〝私とは〟という自我概念を持てぬ、心を病んだ人ということになるかもしれない。人間関係で悩むのはカウンセラーとて例外ではない。ある老練のカウンセラーが「同僚のあの人と人間関係が出来るまで七年かかったわよ」とはにかみながら語ってくれた。

意外に聞こえるかもしれないが経験上言えば、社会への貢献を掲げる医療や福祉の世界は人間関係が良くない傾向にある。共有されるはずの社会的使命の認識に個人差があり、互いの意見が異なることが多いからだ。そこに能力差が絡まればお互いの存在を疎ましく感じ、いらだちや孤立感はつのりやすくなる。

自分しか見ていない

最近、周囲を見ていて感じるのだが、誰もが人を求めているはずなのに、他人にはとげとげしいやりとりを仕掛けている。自分を主張するだけ主張して、相手のために、譲ることも慎むこともない。

恥もなく、自分の品性と見識のなさをさらしても、本人自身は「コミュニケーションができている」と勘違いする。自分を守るのは自分だけと思い込めば、自己中心主義にならざるを得ない。それが現代社会の病理なのであろう。

表層的なやさしさを求める人は、自分に合わせてくれる都合のいい相手を求めまさぐり、軽い出会いと軽い別れを繰り返す。こうした世相が若年層の「新型うつ」の温床になっているように思える。今の時代は自分自身の内面に巣食う孤独や不安から逃れるために、他者を傷つけても自分を守ることに意識を向ける。東京の通勤電車の殺伐とした光景はまさにその象徴である。

人間関係の三つのパターン

人間関係を大きく単純化すると三つのパターンに分けられるように思える。ひとつは「相手に惹《ひ》かれて出来る人間関係」である。恋心がそうであるように、あの人とならいつも一緒にいたい、あの人の言うことなら何でも聞く、仕事においてもそうした擬似恋愛的な上司と部下との関係が職場の活力を下支えしていることが多い。

次に、「自分の必要から求めて出来る人間関係」。『三国志』の主人公、劉備《りゅうび》玄徳《げんとく》は、国を治めるという志を抱き、諸葛孔明《しょかつこうめい》を三顧《さんこ》の礼で迎え入れた。志があるからこそ麗しい関係が出来る。もしそれがなければただの政治的利害関係だった。しかし「自分の必要で出来る関係」の多くは、実は寂しさを埋め、自分に欠けている弱さを補い、野心を果たすための利己的な関係でもある。そこで生まれた関係は蜜月を終えると、取り返しのつかない終局を迎えることが少なくない。

三つめが「避けて通れぬ人間関係」である。これが一番のストレスになる。虫が好かない人への不快さはままならず、女性なら「生理的に嫌い」で相手をシャットダウンすることもある。そこに理屈は通らない。

人間好きな人ほど嫌いな人が多い

私の知る限り、「人間が好きだ」と言っている人ほど人の好き嫌いが激しい。人間に関心を持つと、理想とする人間像が明確になり、それを現実の人間に照らし合わせてしまう。そうすれば否応なしに好き嫌いがはっきりする。生き生きと見える人に八方美人は少ない。

苦手な相手を適当にあしらうならば、不快感こそあれ悩むほどのことではないが、避けて通れぬ場合は事情が違う。苦手な相手を前にして逃げ場がないときは、どこかで自分が思い通りに相手をコントロールしたいという潜在意識がひそかに働くものである。そしてそのことに相手も気づく。相手も同じことを考えるわけであるからそれがさらに相手を刺激する。

負けないための喧嘩の買い方

苦手な相手とのやり取りでは、まず、同じ土俵に乗り「売り言葉」「買い言葉」にならないことが秘訣《ひけつ》である。こういうときは、まずは相手の非を咎《とが》めるようにしないことが大事である。相手を責めず、恐れを怒りで返さず、自分にとって何が脅威、不満なのかを正直に相手に伝えると、不思議に攻撃の手を緩めてくることがある。

「あなたに言われると胸の辺りで言いようのないもやもやが起こるんです」と伝えたことで、K君は局面が変わった。

自分がストレスを受けたことを伝えることで戦いの緊張を解く、そして攻撃する側の人間が自分に不幸を仕向けていることに気づかせるのである。かっこ悪いと言ってはいられない。自分を守る「したたかさ」も時に必要である。

成熟した人間関係のために

踏み込まない関係が今の時代の人づき合いの基本になっている。私たちは向き合うべきものに向き合うということを避け、向き合うことの大切さを忘れている。向き合うとは必ずしも相手に合わせ同調することではない。敵対することとも違う。互いの違いを認め、ともに立つことである。

目の前にいる相手もまた苦しみや孤独をどこかに抱え、もがいていることを想像できれば苦手意識は薄らぐ。自分にとって不快な相手でも、相手を信頼したい気持ちを持っていることを伝え、一方でその人を信じようとする自分をも信じる、そこに自らを置ければ人間関係は実りあるものに変わってゆくはずである。

（二〇〇九年八月）

［8章］

仲間意識の構造

08

風化してゆく仲間意識

いま民間企業では、「課題を与えてください、目標を与えてください」という若者が増えているという。与えられた自分の仕事にだけ没頭して、それを評価してもらおうという風潮が強まっているというのである。自分のやるべきことだけやれば仕事は楽で、責任を果たすことは簡単なように思われているのかもしれない。しかし、仕事を個人が抱え込むことで、その責任の重さと孤立感から逆にストレスになりやすい。

組織の現場においては、「仲間意識」がたいせつなことは誰もが知るところである。しかし、メンタル・ヘルス研究所のＪＭＩ健康調査＊1の最近の傾向では、その仲間意識は思ったほど強くはない。

「あなたの職場の持ち味は次の四つのうちどれですか?」という質問に、「チームワーク」、「上司のリーダーシップ」、「和気あいあいさ」、「個人の能力」の四つの選択肢を用意し答えてもらうと、数の上で多いのは、「和気あいあいさ」である。しかし、多いとは言っても全体の三、四割である。それに次いで「チームワーク」、「個人の能力」、「上司のリーダーシップ」の順になる。企業によっては、「個人の能力」が最も多いところもあり、それが四割以上になるところもある。

それらの回答集団ごとの心理特性を分析すると、「和気あいあいさ」と答えた人たちは、仲間意識はあるが仕事に対する意識が低い、「個人の能力」は競争心が強すぎ同僚との関係が悪い、「上司のリーダーシップ」は同僚との関係が悪く上司への依存心が強い、という傾向が見られる。

データ上で、メンタルヘルスと活力のバランスが最も取れて良好なのは「チームワーク」と答えた人たちである。

和気あいあいではなくチームワークを

職場を活性化させるには、「コミュニケーションを高め、和気あいあいとした職場を作ればいい」と考えがちであるが、これまで述べたように、データ上それは証明できない。

さらに私の同僚の研究でわかったことであるが、コミュニケーションを高めることは従業員満足に貢献し定着率を高める効用は見出されたが、それが職場の活性化を保障するわけではないという。

組織が前向きに発展するには、結束する力が必要である。小さく固まれば、突破できないところも突破できる。それには納得の出来る目標と、それを遂行しようとするチームワークが不可欠となる。

一人の力では限界がある

個人にとってみれば、仲間意識は人を孤独から解放すると考える。しかしそれが職場に生ぬるさをもたらせば、経営者はそれを良くは思わない。人の論理と組織の論理がどうかみ合わされて生産性を上げられるのか、そのことへの明快な説明が要る。

世界を市場にするある有能な経営者が語った。「天才がひとりいれば組織はやっていける。しかし現実にはそのひとりがいないからうちは百人の凡才で勝負するしかない。だからその人たちをうつ病にはさせられない」と。

人間一人の力はたかが知れている。それに職場はやる気満々の人ばかりではない。意欲、能力、そして背負っている人生もみんな違う。ひたすら生活のために働くしかない人もいる。しかし、もしその人たちが互いの弱さ、至らなさ、不完全さを受け止め、支え合えたなら、そこに感謝し仲間意識が生まれ、自分の力以上の仕事をするはずである。

フィリピンで働く友人は、「貧しい階層にいる人々ほど教会に通う」と教えてくれた。貧しさは変えられないが、孤独感は変えられる。その孤独感が癒やされれば、人は貧しさの中で奪い合うのではなく、与え合うことを学ぶだろう。これはきれいごとではない。明治初期に初めて日本を訪れた西洋の人々は、貧しそうな階級の人たちが幸せそうに暮らしていることにとても驚いたそうである。

淘汰、競争よりも、連帯の絆

かつて「同情は、連帯を離れたときに生まれる」と語ったのは、伝説のジャーナリスト岡村昭彦《おかむらあきひこ》*2である。いくらやさしい微笑がそこにあっても、同情はうわべの憐れみに過ぎない。逃げ場のない窮境のなかでなお、ともに生きようとする連帯の覚悟は、より高い次元での魂の共振に支えられる。夢や志、理念や信念がそこにあり、〝自分のため〟ではない、自分を捨てた献身の覚悟で人の気持ちは束ねられ、絆となる。

「この会社は社会の人々のために」、という呼びかけが現場で働く従業員に届けば、誰もが喜んで身を粉にして働くはずである。

満たされた所属欲求をエネルギーに換える

アドラー心理学という領域がある。そのキーワードは「共同体感覚」である。アドラー心理学の中心には、「人間の最も根源的な欲求は『所属欲求』であり、人間が集団をつくり、そこに自分の居場所を見出そうとするのは人間本来の姿なのである」という論理がある。それは他人から評価されたい欲求（評価欲求）や、生き延びたい欲求（生存欲求）よりも強いと考えられている。

「君がここで必要なのだ。君がいるからうちがある」と認められ、そこに自分の居場所を見出すことが出来れば、命さえも惜しいと思わなくなるはずだ。「君は必要ない」という言葉はその対極にある。

自分のことをかけがえのない人間であると思うことが出来、仲間とともに組織のために働ければ、それが自分の生きる証しになる。それを「幸福」と言っても過言ではあるまい。仲間意識としての「共同体感覚」それこそが、企業で働く者にとっても、組織にとっても今問われている気が私にはする。

（二〇〇九年九月）

＊1　43ページ（Ⅱ　4章）注解参照。
＊2　「本書に登場する人たちの備忘録」所収。

［9章］

上司と部下　その善き関係を考える

09

良い上司、悪い上司

今の時代において、自分は上司に恵まれたと言う人と、上司に恵まれなかったと言う人を比べたら圧倒的に、恵まれなかった、と言う人が多いだろう。上司がその意に反して、うまく職場を仕切る能力が足りなければそれがあたかも悪意があるように部下から思われたりもする。

上司と部下双方の立場と思いを理解し合えば関係が良くなる、と楽天的に考えられないでもないが、実際には知れば知るほど嫌になるという関係もある。上司を知ることでその考えの浅さや打算が透けて見え、逆に失望した経験のある人も多いのではないだろうか。同じことは上司が部下を見たときにも起こる。上司とて身勝手な部下に可愛げを感じることはできない。

悪意は心にではなく、人の手に宿る

人間的な相性というのも厄介なものだ。相性が合わない関係は、少なからず仕事のやりとりに影を落とす。上司にそもそも悪意がなくても、相性が合わない嫌いな部下だと無意識に意地悪をしてしまうことはいくらでもある。お互いの違いを「ただの違い」として鞘《さや》に収めてくれればいいのだが、上司は気に入らないことのある部下にはついちょっかいを出してしまうことがある。言葉は嘘をついていても行動は嘘をつかないことが厄介である。

人は、かつて出会った拭《ぬぐ》いきれない不快な体験を、新たに出会う〝似た人〟にかぶせてしまうこともある。「あの時のあの人にどことなく似ているのが気に入らない」。本人は認めなくても、意外に周囲はすでに気づいていることが多い。典型的なのは、自己嫌悪の強い人が自分の性格に似ている人を嫌うということである。

そうしたことで他人に迷惑をかけぬようにするためには、なるべくでいいから日常の一つ一つの体験を自分自身できちんとクリアしてゆくことである。いつまでも嫌だったことを根に持つと「苦手意識のパターン」は自然に出来上がってしまう。たとえそのときクリアできなくてもやがてどこかの機会に「読み替え」が出来れば、苦手意識は後々に響かないものである。

ぶつかり合わない人間関係

昨今、人間関係はますます希薄になってきている。若者たちの多くは傍若無人な上司に出会うと、冷ややかに距離を置く。ぶつかり合って解決するのではなく、ぶつかり合わず避けて通る。相手と自分の関係を変えるのではなく、嫌な上司とは関わらないようにする。

何気なくつぶやく「どうせわかってくれないから」は自分を甘やかす口実になる。しかしそのぶん人間関係の希薄化は人間関係のストレスの希薄化につながっている。

人間関係能力が鍛えられず逆にストレスに脆《もろ》くなる。

よくコミュニケーションが大切だと言われるが、コミュニケーションは本来、衝突、対決というリスクを伴う。相手のご機嫌を伺い〝体《てい》のよい会話〟を増やすことがコミュニケーションではないはずだ。それでは本当の人間関係は出来ない。

人間関係、まして上司と部下との関係は重大な関心事ではあるが、人間関係が職場の中心課題ではない。しかしそれが中心でなくても、人間関係が良くなければ、人の心は落ち着かない。部下を預かる上司としては部下が気持ちよく仕事に集中し、能力を発揮出来る環境を作ることを務めと考えないといけない。その本筋を忘れると、ただの生ぬるい職場になる。

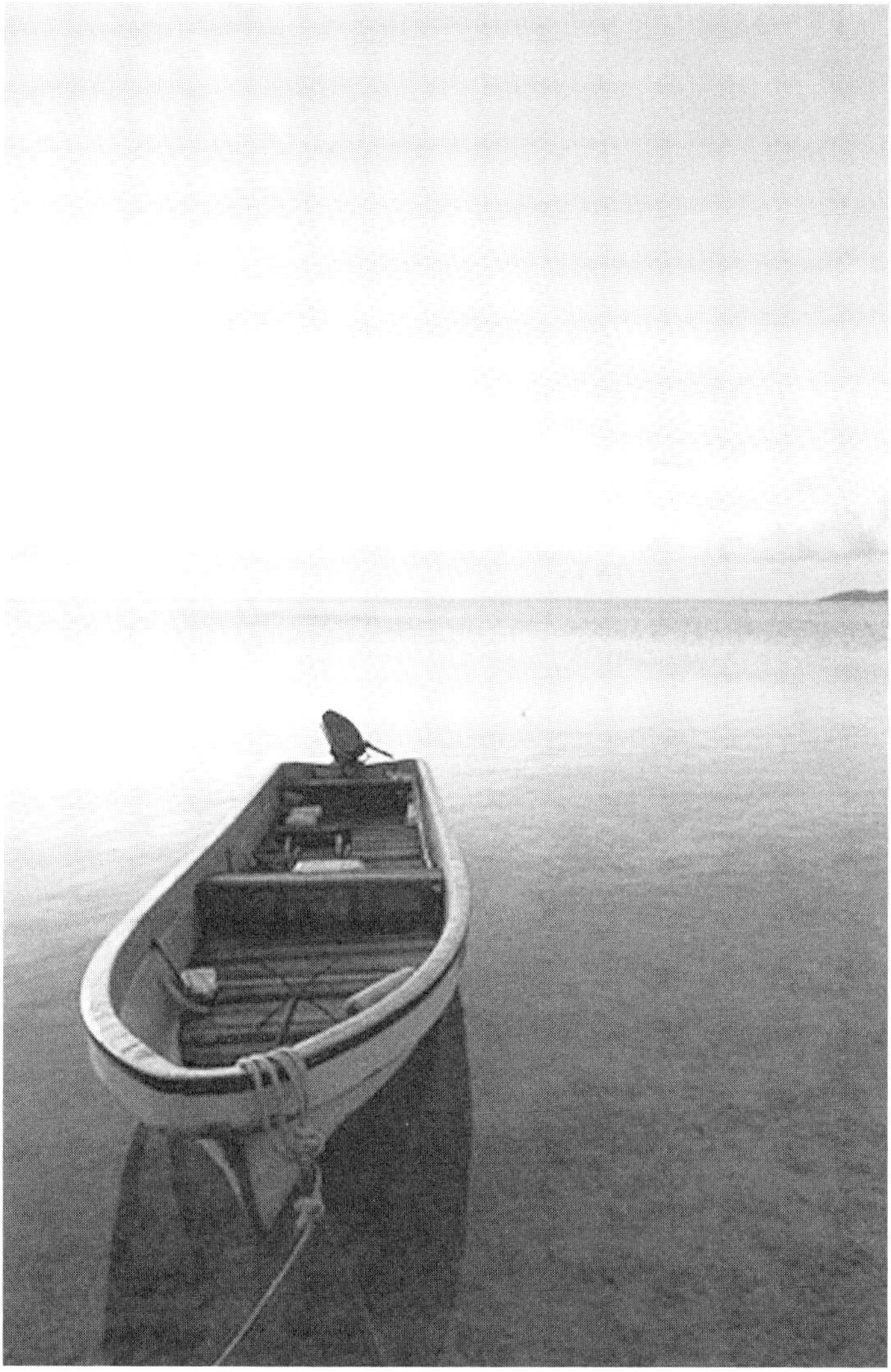

部下を元気にするために上司はいる

そもそも上司と部下は組織の役割上の〝決め事〟として作られた関係である。その〝決め事〟がうまく廻るかどうかはマネジメントの腕次第だ。部下を「傍観者」にせずに働いてもらうには、そこに上司への敬意を下地にした、上下の信頼関係を作り出せるかどうかが課題である。

そのための傾聴がもてはやされているが本当にそうなのかと疑問になることがある。マネジメントにおいて大切なのは、上司の「聞く能力」よりもむしろ「語る能力」のように思える。上司が部下を魅了する「物語」を語れるかどうかにかかっている。そういう語り聞かせが減ったぶん、人がストレスに弱くなっているようにも思う。部下が踏ん張るだけの拠りどころがないのである

部下に迎合する必要はない。部下に向き合い胸を貸せる上司になれるかどうかが問題なのだ。そこでは、かん高い怒声よりも、低く静かな声に部下は心を動かす。部下を持つ人に伝えたい。「上司は聞くより語れ」、と。

それでも悲観する人に

人生を長い目で見たときに、上司と折り合いがつかず苦労したことがその人の人生に大きな力をもたらすことは多い。

上司との関係に行き詰まったときには、肩の力を抜いて、〝うまくいかないけれど、今こうして自分がつぶれないでいる〟ことに自信を持つよう発想を変えてみればいい。絶望しないからこそそこに立っていられるのである。

そのときにどんなに辛くても、自分らしさを見失わず、上司を呪わなければ、意外にあとでそういう上司ほど仲良くなれる、そんなものである。自分のことを理解してもらえない上司への誠実さを忘れるか忘れないかでその人の職業人生、そして人としての品性が決まる。

人間関係においては、耐える力も必要である。耐える力とは、希望を待ち望む力である。〝なるようになる〟、と信じて待つ。事態が変わることで人間関係も変わることを気長に信じて待つのである。

思い煩いは上司部下の常、何が今自分にとって一番大切なのか、それを忘れないようにしたい。偉大な歴史学者アーノルド・トインビー＊の口癖を最後に。

「さあ、仕事を始めよう！」

（二〇〇九年一〇月）

＊「本書に登場する人たちの備忘録」所収。

［10章］

本物の出会いを求めて

10

影踏みの恋

「どれだけ不幸を重ねたら私は幸せになれるのでしょうか」

小さな声でぽつりと私に尋ねてきた女性は、ひときわ目立つ現代風の美女である。結婚願望の強い彼女は恋愛するたびに、相手の男にだまされ続けてきた。結婚したいと念じていた男性が妻子持ちとあとでわかったことは一度だけではない。その繰り返す挫折に彼女は疲れきっていた。

早く一人前の大人の女性として結婚したいという焦り、自分を丸ごと受け止めてほしいと願う依存願望の過剰な期待、そのはざまに男がいつも付け込んできた。おとなになりたい自分と子どもでいたい自分、その大きなギャップに悲しくも気づいていない。そして追っても追っても自分を愛してくれるはずの男性は遠ざかる。まるで影踏みのように彼女は、結婚を目的とした良き出会いの幻影を追い続けていた。

あの人、あの言葉が人生を変える

「人生は出会いで決まる」と語ったのは、哲学者マルチン・ブーバー*である。この言葉は私たちの日々の実感と願望を代弁してくれる。

出会いとは偶然のようであるが、あとで振り返ると意外に出会うべくして出会ったと思えることが多い。

自分にもそういう出会いがいく度もあった。

二十年も前のことである。私が未熟で自分の可能性を過信していた頃、職場でひとり浮いていた。そんな矢先に講演を依頼する役回りが廻ってきた。

「首に縄をつけてもその先生を連れて来い」それが上司の指示であった。

先生のご自宅に伺い講演の依頼がなんとか成立した。そのあと、先生が突然柔和な口ぶりになられて、

「ところで根本さん、おいくつになられますか?」と聞いてこられた。

「三十二歳です」

「ほー、ところで、七転び八起きという言葉は知っていますよね」

「はい、もちろんです」

突然何を聞くのだろうといぶかしがったそのときに、私の顔を覗き込みこう切り出された。

「そんな言葉、信じちゃいけねえよ。この言葉をあなたに贈ろう」

そう言って先生のご著書に何かを書いてくださった。その言葉は私の胸に突き刺さった。

「七転八倒」。私の置かれた情況を見抜いていたのである。

その人物こそ、『人間だもの』の著者、相田みつを*先生である。

あの時、実は先生は講演などできる状態ではなかったという。脳梗塞の後遺症で筆を持てるのは一日わずか一時間。あの震える文字は演出ではない。先生の生きざまであり、魂の叫びである。その翌年に先生は他界された。

確かさを求めて人は生きる

人はなぜ人を求めるのか。恋愛の失敗を繰り返す彼女も、相田先生に救われた私も、自分が生きていることの確かさの答えを、人に求めていたことに変わりはない。

「なぜ自分は生まれてここにいるのだろう。自分はこの世にとって、周りの人にとって

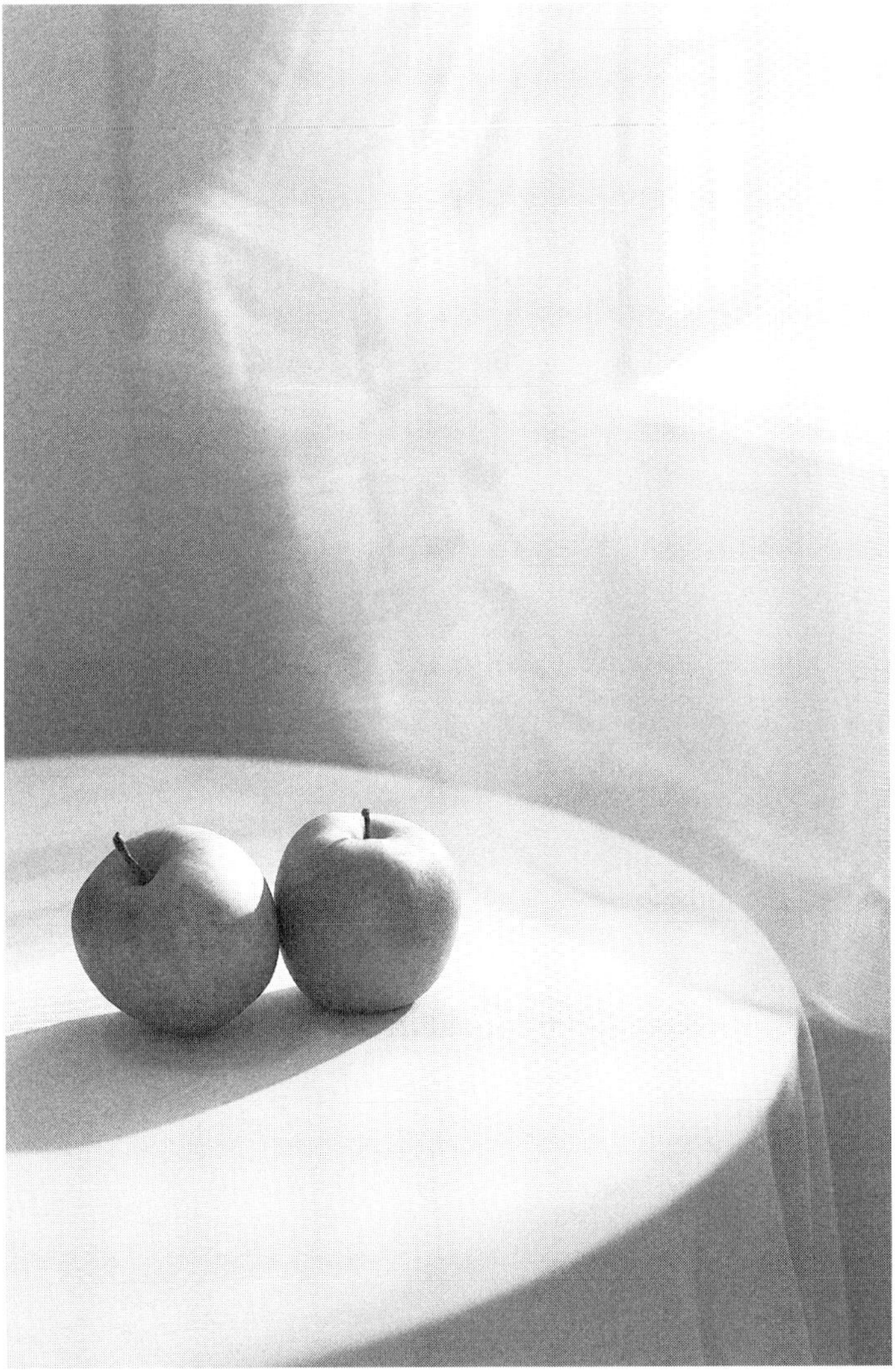

意味のある存在なのだろうか。いてもいなくてもかまわない存在ではなかろうか。もしそうならばここにいる意味がないはずだ」と。

支配的な自信家、マイペースの人、そして一部の統合失調症や人格障害であれば、自分の世界に生きているから人間関係に悩まされない。しかしその代償として、その人たちは人の気持ちを察することが出来ないことで別な苦労を抱える。

人づき合いの苦労の中で学ぶべきものは、良好な人間関係の築き方であるとともに、〝自分は自分、こうとしか生きられない〟という他者との隔たりの諦念（あきらめ）である。自分は自分、と思えたときに人との距離の測り方も学べる。成熟した自分への道筋は成熟した人間関係への道筋でもある。

自己愛よりも生かされる力

人は誰にも自分を悪く言われたくないし、自分もそう思いたくない。しかし過剰な自己愛は自分への甘やかしにすり替わり、自らの成長を止める。

自分の未来の成熟を心に留め、生かされて生きる実感を持つことが私たちの悩みの苦痛を和らげてくれ、そのことで他人にやさしくもなれる。ひとりの生きる力よりも、生かされる力のほうがはるかにエネルギーは大きい。

人生における最大の出会い

人の生き方には、周囲を気にしながら生きる生き方もあれば、自分らしさにこだわりわが道を行く生き方もある。前者は「志がない」とさげすまれ、後者は「協調性がない」と陰口を叩かれる。その折り合いをつけようと右往左往しながら私たちは日々を生きている。

人への怖れは、実は自分の生き方の確かさへの不安でもある。人を怖れることなく、人に嫌われてもいいと割り切り、自分らしくひたむきに生きられたら、逆に、それが魅力として映りどれだけ周りの人を惹きつけるだろうか。

「人生は出会いで決まる」と言った哲学者マルチン・ブーバーはそのあとにこう付け加え言葉を結んでいる。

「その最大の出会いとは自己との出会いである」

（二〇〇九年一一月）

＊「本書に登場する人たちの備忘録」所収。

［11章］

甘えの意識を考える

11

しかたないじゃないか

都会の通勤電車はすし詰め状態である。駅で扉が開くと、後ろのほうから降りようとする人々の巨大な圧力がかかり、それに押し流される。さらに自分もまた一緒に降りなければならないときには、押されながらもいつの間にかその方向に自分も同調し強く押している。入り口にはきまって、携帯メールやゲームに没頭する大男が何食わぬ顔で立ち塞《ふさ》がる。

押すほうは押すほうで、「後ろが押すんだからしかたないじゃないか」と居直っている。立ち塞《ふさ》がる側は、自分はここにいるだけで何も悪くない、と振り向きもせずに押してくる人を心の中でののしる。双方が、悪びれず自分の振る舞いの正当性を無言で主張し合う。

こういうときの行動はたちが悪い。自分は間違えていない、むしろ被害者だ、と思っているから手加減を知らない。それが相手には限りなく悪意に満ちて映る。

自分の苦しい状況の理解を相手に求め、それを相手が呑《の》んでくれることで成り立つ依存的な関係は、どんな厳しいやり取りであっても内実は甘えの関係ではある。

こうした場面は職場にもある。

日本企業は甘えを棄てたのか

戦後の高度経済成長時代の日本企業を下支えしたのは、会社を盛り立てよう、と従業員が一丸になった集団のエネルギーである。経営者も現場の管理者も従業員と同じユニフォームで身を粉にして働いた。今よりは少し人を信じ、組織を信じていた時代であった。

ところが、バブルがはじけた頃から、切羽詰った日本企業は、その持ち味であった家族主義は〝なあなあ〟で従業員を甘やかす、という批判を起こした。

成果主義人事華やかなりし頃、その旗振り役をしていた企業の人事部長に私は怒鳴られたことがある。

学会のシンポジウムに登壇したその方は得意満面でこう言い放たれた。

「だいたい日本人は帰属意識が高すぎ、自立心がなさ過ぎる。だから駄目なんだ。アメリカなんかは、自分のボスが会社を辞めると部下はそれについていく。日本もそうなればいいんだ」

血気盛んだった私は手を挙げ「私たちの調査ではもはや日本人の帰属意識は低下している。企業に依存できない、上司にも依存できない、その日本の勤労者のメンタリティ（精神性）をここで議論してほしい」と申し上げた。

その人事部長は私の発言がよほど気に入らなかったのか、声を荒げて何百人もの前でこう言った。「生産性本部がそれを言っていいのか！」。会場は凍りついた。

家族主義経営の原型

日本の伝統であった家族主義経営は、はじめからその定義があり、経営手法として企業がそれを選択したというよりも、企業が無我夢中で良き経営を目指した結果、たまたま家族主義という形態が形作られたと私は見ている。

しかしよくよく考えると、日本の家族の原型そのものが、従来から包容的で温情的なものであったのであろうかというと疑問である。

かつて日本の家には父を中心にした権威と秩序があり、子どもはそれに苦しみ、葛藤や反抗が一人前になるための儀式になっていた。どの家でも父は甘えを許さず、役に立たない子や他人に迷惑をかける子を叱っていた。だからこそ母が無条件にわが子を受容しいつくしむことで、バランスがとれていたのである。

ゼロトレランス

米国では一九八〇年代以降、ゼロトレランスという考えが全土に浸透してきた。トレランスとは〝寛容〟を意味し、ゼロトレランスとは「不寛容」のことである。

教育現場の荒廃に苦慮した結果、エスカレートした暴力、薬物、性行為、教師への反抗などの対策として、細かいルールを決め、これに違反した場合、有無を言わせず、厳罰を与えるという方法をとった。それがゼロトレランスである。

寛容を拒絶された人間は健全なメンタリティを維持できるはずがない。その反応として無気力になるか、その場からの逃避を試みるか、もしくはその人が病的な精神の持ち主であれば相手に敵対し復讐を考えるか、になる。

不寛容さへの怯えは、恐怖感を煽《あお》り、人を萎縮させる。失敗を恐れるあまりその人の伸びやかさをつぶしてしまう。

甘えを許さぬ空気が蔓延《まんえん》すると、人は抑うつ的になる。うつを発症した人の中には、甘えられずに追い詰められた孤立感から発症した人が少なくないように見える。甘えなかったのがいけなかったのではない。むしろしっかりしなくてはいけないという思いが強かったためと思われることが多い。

社会の許容度と適応能力

二〇〇九年八月に、東京でメンタルヘルス大会が開催された。そのときに講演した筑波大学の松崎一葉《まつざきいちよう》*教授は、うつの発生土壌として、職場の許容度が低下する一方で、個人の環境適応力も低下していることを指摘された。職場に限らず社会全体が、個人の未熟さや弱さ、不安定さを引き受ける力をなくしている。

人が生きていく過程において、人を頼り、人に甘えることを否定することは出来ない。むしろ甘えによって築かれた人間関係は少なくない。問題なのは、ひとりで生きていけるはずの人が、甘やかされて人の力を借りることが当たり前になってしまうもたれ合いである。

甘やかさないことと、甘えを許す事は一見相反しているようで、相反するものではない。実は「甘やかさない寛容さ」こそが今の社会に必要なのである。それは相手への成長を見守る思いやりの中でのみ成立する。厳しさはたしかに必要であるが、厳しさだけでは人は育たない。

この夏に、甘え理論の先駆者土居《どい》健郎《たけお》＊先生は逝った。『自立とは甘え上手』という名言を遺して。

（二〇〇九年一一月）

＊「本書に登場する人たちの備忘録」所収。

［12章］

ほめることの価値

12

感情労働の視点から

私たちが仕事をする上で、〝気持ち良く〟働くことは仕事の質を高め、ひいては顧客へのサービスの向上につながる。

「ほめる」という行為は、個人の感情に働きかけてその感情を安定させ、その人なりの個性や能力を発揮しやすくし、仕事への意欲を高めることができる。

A・R・ホックシールド＊は旅客機の客室乗務員を例に〈サービスを提供するときの感情の様式それ自体がサービスの一部である。「自分の仕事を愛している」ように見せることが仕事の一部になるのである。実際この仕事では、仕事を愛し、乗客を楽しませようと務めることが、自分のためになるのである〉と説いている。それに類した仕事を彼女は「感情労働」と呼んだ。彼女の推定によれば、米国の労働者の約三分の一、さらに女性に限定すれば、約二分の一がそれに当てはまると言っている。

気持ち良く働くために

「気持ち良く」とは、苦痛のない快適な状態をさすのではない。仮に苦痛があったとしてもそれをはねのけて生き生きとしている状態をさす。そのためには、苦しさを苦しさと感じさせない何かが必要である。その拠りどころとなる何かを自分で見つけられればいいが、それは実際には難しい。

現実の生活の中で、あの人に喜んでもらえたから、あの人にほめられたから、という体験は、人間の活力の源になる。喜んでもらえることやほめてもらえること、即《すなわ》ち、関係の中で自分の存在や行為を認めてもらえることはやる気を高めるうえでとても大切なことである。

一般的には、やる気を高めるための伝家の宝刀はコミュニケーションと思われがちだが、心が萎《な》えてネガティブになった人間どうしのコミュニケーションは愚痴の言い合いにしかならない。あのホックシールドも「集団でのおしゃべりが労働者たちの雰囲気を決めるのではない……必要とされる雰囲気がおしゃべりの質を決定する」と鋭く指摘している。

ほめることを忘れた時代

今の時代の特徴のひとつは、人と人とが深く関わらないということであろう。そのこともあってか、他人に心からほめられるということは本当にまれである。

誰もが自分のことで精一杯で余裕がないという理由もあろう。変に関わりを持つことで相手を傷つけたり、自分が傷ついたりすることを恐れる気持ちもあろう。そうした思い煩いから、勇気をもって人と関わることで伝わる敬意や感謝を伝え合うやり取りの機会が減っているのは事実である。

しかしそれは単に相手との関係の希薄化の問題だけではなく、私たち自身が人間として成熟することへの関心が薄れてきたことや、人の資質や価値を見抜く力がなくなってきたことも少なからず影響しているともいえる。

誰かにほめられたい、という願望は人間にとって健康的で清らかな願望であると思う。

「ほめる」ことの意味

「ほめること」と「おだてること」とは違う。上司が部下を「ほめる」ということは、「部下の自尊心（プライド）を高め、部下自身の存在価値や役割の重要さへの確信を深める働きかけをすること」である。また同時に「ほめる」という行為を通して、「上司が自分自身の評価の視点や仕事の価値観を部下に伝え、部下の行動の拠りどころをつくる」のである。そのことで上司が何を求めているかを部下はイメージでき、自分らしいクリエイティブな仕事を上司に提供することがはじめて可能になる。

ところが上司の中には、部下をほめれば自分は良い上司であると単純に錯覚する人もいる。部下にやさしくなることで部下との良い関係が出来たことで安心を得る人もいる。しかしそれが、生産的で活動的な状態を産み出すことを保証しない。

部下に良い顔をして満足している上司は自分に甘いことが多い。部下はそれを見抜いている。反対に部下に厳しい上司は往々に、自分にも厳しいことをその理由にしている。ほめられない上司と叱れない上司はどこか近いものがある。ほめることの目的を忘れないでいたい。

意思を持ってほめること

ほめることにおいて大切なことは、自分の価値観に沿い、意思を持って〝共感〟することだと思う。形だけほめても何も伝わらない。であるから自分の世界を広げ、人間としての幅を持ち度量を上げておかないとそれは出来ない。

何を「ほめる」かを整理すると、①その人らしさ（存在・個性の価値）、②行動・努力（行為の価値）、③行動・努力の結果としての貢献・成果（貢献の価値）、④組織・仲間からの感謝（感謝の価値）、ということになろう。

一生懸命努力している人には皆「誰かにほめてもらいたい、認めてもらいたい」と思っているわけだから、それに応じてあげればよい。自信をなくしている人には、「努力のしようがない」と失望しているかもしれないので、そこにいてくれるだけでいいんだよ、と語りかければ元気を取り戻せるかもしれない。

結果が出てからほめることよりも、結果を出すためにほめる、そのほうが力が湧いて人は育つものだ。結果が出ない中で結果を信じることを信じ、努力することの大切さを伝えたならば、その人はどれだけ嬉《うれ》しいことであろうか。多くの人は先の見えない中で頑張り抜くための拠りどころを、ほめられることに求めている。

（二〇一〇年一月）

＊「本書に登場する人たちの備忘録」所収

［13章］

まなざしに囲まれた自分

13

学生食堂の孤独

今大学の学生食堂では、ひとりで食事をすることを恐がる学生が増えているという。ひとりで食べているところを見られたくなくて、トイレのなかで食べる学生までいるらしい。

集団の中にいれば安心するのであるが、ひとりになると、周りが自分をどう見ているかが恐くなる。そうした孤独を苦手とする学生が難関の就活をくぐり抜け社会人になってゆく。

誰しもが、今も昔も社会に出れば、「会社は、周囲の人は、自分をいったいどう見ているのだろう」、そして「私はこの組織にとっていったい何なのだろう」。この問いを何十回、何百回と自分に向ける。おとなになるとはこの問いに向き合わなくてはならないということだ。大学ではそれと逆行する現象が起こっていることになる。

電車の中の奇妙な光景

夕暮れ時に都心から郊外に向かう電車は、いつも満員である。私が帰る途中の駅でこんな事があった。発車の合図が鳴り、やがて扉が閉まろうかという時に、奥から若いお嬢さんが携帯電話を大事そうに握り締めながら、扉に向かって歩いて来た。そしてこう言った。

「ドア付近のお客さんは一旦降りてください」

耳を疑ったのは私だけだったろうか。車掌がするはずのアナウンスを乗客が平然と発する違和感。そのお嬢さんに悪びれた様子はない。彼女の視線の先にあるのは携帯電話だけである。

「失礼します」とは言わずに、車掌の言葉を借りて、周りを無意識に威圧する。まるで、「どかないあなたたちが悪い」と社会規範を押し付けられているかのような不快さが心に沸き起こる。

そしてまたそこに生身の彼女自身の「私」はいない。目の前の「あなた」（二人称）に対して、道を空けてほしい「私」（一人称）がお願いする、「私とあなた」の関係の構図ではない。

大学食堂での話と、満員電車のエピソードはコインの裏表に思える。周りの視線に過剰におびえる姿も、人を人と思わないようなふてぶてしい態度も、ともに他人を直視せず、そして自分を当事者として等身大に自覚できないことに変わりはない。そこには自分を正当化する甘えが見え隠れする。

昔は赤面症、今は視線恐怖症

他人の目を恐がるというのは今に始まったことではない。かつては人見知りによる「赤面症」に悩む人が多かった。しかし最近はそれも聞かれない。ものおじせず堂々としてきたという見方もあるかもしれない。が一方で、社会全体で〝恥〟の意識がなくなってきたという見方もある。赤面症は、「恥ずかしさ」の意識のあらわれであり、かつては思春期に誰でもが体験した。

「自」と「他」の区別を意識するようになったとき、そこに自分がどう身を置くか、その葛藤を経て若者はおとなに成長してゆく、そう昔は考えられていた。

今は、視線恐怖が専門家の間で取り沙汰される。同じ対人恐怖であってもそれら二つの性質はだいぶ違う。赤面症が「恥ずかしさ」を照らし出すのに対し、視線恐怖症は、より強迫的な「おびえ」を照らし出す。

視線を怖れることなく

個々人の人間関係をつくる力が衰えていることがそうした問題を引き起こしている、とよく言われるが、人間関係の技術の前に、一人ひとりが自信を持てないことのほうがよほど問題のように思う。

群れに溶け込み自分を同化させなくてはいけない強迫観念と、それが出来ないという焦りの感情、自分に自信のない人ほどこの二重拘束（ダブルバインド）に振り回され、悩まされている。

そうした視線恐怖の広がりは、社会全体が意地悪くとげとげしくなってきたことで拍車をかけているように思うときがある。電車の中や街角で肩でも触れたときの反応は半端じゃない。

迷惑を受けた、ということで食ってかかる人は、被害者意識を正当化させ、「○○されたのだから」と相手を見くだし、その瞬間から加害者に豹変《ひょうへん》する。傷つく本人よりも傷つける〝自称被害者〟のほうに狂気すら感じる。大のおとなであるならばその狭量さを恥ずかしいと思わねばならない。

そういう場面にもし自分が巻き込まれたら、勝ち負けを考えずに、相手に言われる前に気がついたらすぐ詫びるしかない。悪くあってもなくても、負けるが勝ち、である。「どっちが悪い」は水掛け論だ。事の多くはアクシデント、相手の被害妄想に振り回される必要はない。上手に負けることで自分の尊厳を守ればいい。

幸いにも、日本人は悪くなくても「すみません」と言う習慣がある。事の善悪ではなく、相手に対して慎みをもつ関係を望むからそれが言える。自分が悪いからではなく、人間関係における謙虚さからその言葉が出るのである。これは、日本が誇る素晴らしい言語文化だ。先ほどの電車のお嬢さんも、「すみません」の一言が言えたらそこに違った空気が流れたのではなかろうか。

私は私、私らしく

社会が入り組んでゆく現代において、組織や集団に溶け込むということは表面的には簡単なようで実はとても難しい。無条件の愛でこの世が満ち溢《あふ》れていれば良いのだがそれほど世間は甘くない。人間関係の多くが、付き合うメリットがあるかないかで相手を選ぶ。そのことをお互いがとても気にし、神経をすり減らす。

誰もが自信がなくて被害者意識を持ち、波風立てば人を呪う、その繰り返しである。「私は私」、そう自分に言い聞かせ、この現実をもっと素直に自分らしく生きていいのではないだろうか。

いずれにしろ思うことは、日本人の精神性が地盤沈下し、利己的な言動しか出来なくなっている引っ込みのつかない現実である。

「空気を読む」など他愛ないことを言わず、自分の生き方に誇りを持ち、より良い人間関係を求めていこうではないか。他人のまなざしへの怖れは自分自身の心の問題である。

（二〇一〇年七月）

［14章］

上に立つ者

14

上司の才覚

海外にいる友人たちにインターネットで、上司の資質で最も大切なものは？と聞いてみたことがある。メンタルヘルスの世界では、「部下の話をよく聞く」ということの大切さが鬼の首を取ったように言われている。そのことに自分自身がいささかの戸惑いを覚えているからである。返ってきた〝世界の標準〟は、「判断力（意思決定能力）」であった。もちろん部下の話を聞くことの大切さは否定しなかったが、「それよりも判断力がより重要」と異口同音に伝えてきた。

判断力とは、物事を知的に理解し論理的に分析し決断を下す能力のことである。本来であれば、判断力に優れた人は、それを通して、知性、勇気、そして上司としての品格を部下に示す。そのことで部下は上司を信頼し、尊敬と従順を表することが出来る。判断力で部下の人心を束ねるということが世界の標準なのである。

厳しさの伝わる信頼関係

洋の東西を問わず、大半の上司は、部下に対して、自分は強い存在である、ということを誇示してきた。部下に弱みを見せてはいけないと考えていたのだろうが、そうしたやりかただけでは職場は緊張で統制されても、個々の人間の活力は逆に抑圧されてしまうものである。

かつて米国において、日本人の上司は、部下の評価を厳しくつけすぎて、「モチベーションが上がらない」と現地で悪評を買ったという話を聞いたことがある。そのいくつかは訴訟問題になったとも聞いた。米国においては、評価はモチベーションを上げるためのものであるのだが、日本の場合は、どちらかというと、評価はモチベーションではなく、結果のジャッジであり、管理者は厳しめにつけようとする傾向が無意識としてある。

会社は厳しいところ、ということを暗に伝えようとすることがねらいだと思うが、上下の信頼関係のないところでやみくもに不安と緊張を煽っても部下は萎縮するばかりである。〝惻隠《そくいん》の情《じょう》〟を軽んじ、厳しさを行使するだけでは、それはただのパワーハラスメントに過ぎない。

育てるために叱り、ほめる

最近の脳卒中の研究において、リハビリの回復速度を上げるポイントは「ほめること」であるという臨床結果が報告されている。ほめることで、脳の報酬系が刺激され、そこで生成されるドーパミンが脳の活性化を促すのだという。そのポイントは①具体的にほめる、②すかさずほめる、③ほめる機会をつくるために目標とするバーを低くする、のだという。

これはマネジメントにも応用できる。しかしこれを履き違え、ほめることとおだてること、やさしさと甘やかしを混同する人もいる。

会社のトップから見た良き上司は厳しい上司で、部下から見た良き上司はやさしい上司だとすると、それはメンタルヘルスの教育の場で混乱をもたらすだろう。組織のトップから見ても部下から見ても互いが納得できる良き上司とは一体どんな上司であろうか。

少なくとも目下の風潮の中で、耳触りの良い言葉を用いて部下に迎合し、当たり障りない都合のよい上司ということではないだろう。部下を育てる、という思いを下地に、よく叱りよくほめることが出来るのが良い上司ということになるのではなかろうか。

仕事の誇りを伝えられる上司

もし、組織の中で上に立つ者の条件をひとつ挙げろと言われたら、私はためらいなく、「部下に仕事の面白さを伝えられること」と答えるであろう。逃げ場のない状況であっても、面白い仕事をしている実感があれば、その仕事に誇りを感じることが出来る。それが組織や上司とのつながりの中で得られるものならば、ストレス耐性が高まりつらい仕事もやり抜ける。

現代のストレス問題の本質がここにある。部下のストレスをなくしてあげるのが良い上司ではなく、ストレス状況の中でも部下の活力（生きる力、仕事をする力）を損なわないようにしてあげるのが良い上司である。そこに〝育てる〟ことの大切さがあらためて浮き彫りになる。それは単なるヒューマニズムではなく、組織の存続にとっても大切なことなのである。

仕事の面白さを感じられるかどうかは部下本人の感じ方次第だが、その面白さをたった一人で学ぶということはもしかすると不幸なことなのかもしれない。

仕事の面白さを教えられる、とは働くことの喜びを伝えられることでもある。働くとは楽しいことばかりではない。つらい中でも働くことの喜びを知るということは、人として生きる醍醐味を、仕事を通して学ぶということなのである。

真の上司像とは

部下の傍らに立ち、部下を一個の人間とみなしその成長を見守り、自部門の与えられた目標を達成することが、上司としての大切な仕事である。

上司みずからがそうであるように、部下もまた、自分を認め、励ましを与えてくれる人を求めている。しかし上司がそうした部下の期待に応えようとすれば、否《いや》が応でも自身の無力感や人望のあるなしを思い知らされることになる。孤独である。しかし、自分の損得や見返りではなく、自分の組織とそこにいる部下を守ることを一番に考え、己の使命を自覚した孤独は美しくも孤立ではない。

私はこれまで、虚勢を自戒し、謙譲をいさぎよしとし、弱さを見せないことよりも、強さを見せないことを矜持《きょうじ》とする上司を産業界のいたるところで数多く見てきた。

上司が自分の弱さの自覚とそれを支える力強さを会得できたならば、それは部下の希望となる。やりがいや達成感の見出せない中での励みを部下にもたらす上司をもう少し増やさないと、今のストレスにあふれた職場を変えることはできない。これからますます組織に必要とされる大事な戦力を現場でつぶしてゆくことになる。
私が二十数年企業に関わり、そこで出会った尊敬に値する上司たちに共通する特性を言葉にすると、この人物像に集約される。

人情味にあふれ、気骨があって、
己の至らなさを知り、
部下を信頼できる上司

（二〇一二年二月）

Ⅳ 働くこと、生きること

［15章］

人はなぜ働くのか

15

食うために働く

人は一体何のために働くのだろうか。つい一昔前なら、「食うため、生きるため」と言い切っていただろう。ひるがえって今の人たちはどう答えるだろうか。「生活のために働く」、多くの人がそう答えるに違いない。「生活のため」と「食うため、生きるため」とは近いようで大きな隔たりがあるように思える。

ただ食うだけで満足して生きられればいいのだがそうはいかない。人間には欲があり、いい物を食っていい暮らしをしたいと誰もが思っている。不景気とは言え、日本はまだまだ裕福である。欧米では金持ちしか買わない、分不相応な洋服やバッグを身につけ、どこで買ったか知らない高級車を乗り回す。身の丈に合った暮らしができずに背伸びした挙げ句、自己破産をして生活保護を受ける人も多い。過去十年で全国の七四人に一人が自己破産の申し立てをしているという。それぞれの事情もあるだろうが、それを踏まえても「足れりを知る」ということは本当に難しい。

不景気が背景にあるのは疑いのないことだが、食うこと、生きることの意味が軽くなり生活の基盤となる働くことの価値がかすんでいるとしか思えない。むしろ不景気によって、今に生きる人々の人生の捉え方の甘さが浮き彫りにされているのではなかろうか。

働くとは仕事をすることである

「働くとはただ労働をするのではなく、仕事をすることである」。そんなことを言った研究者がいた。働くということはその字のとおり、「〝何か〟に働きかけ」、そして仕事を残すことである。そうはいっても世の中には成果や結果が見える仕事ばかりではない。同じ事を繰り返すだけの仕事もあれば、守ることだけの仕事もある。

機械的に働く、という言い方があるが、どんな仕事であっても、感情を殺し、誇りを捨てて働くことなど本来出来るはずがない。心と感情はいつも動き、仕事の意味を探し、価値を見出すことで自分の気持ちを保たせている。「こんなつまらない仕事」と悪態をつき誰かを恨み、自分を哀れむことは誰にでもある。しかし環境に「働きかける」ことを「働く」と言うのなら、逆境の中でそれに流されずになけなしの抵抗を試み、呑《の》み込まれまいと踏みとどまることもまた「働く」ことと言えるだろう。

受け入れがたいものに反応し抵抗すること自体が環境に適応する一プロセスである。自分を苦しめる憎しみや虚脱感や失望が度を過ぎず長く続かなければ、それは自分を再生させるエネルギーになる。逆に、むなしい仕事に浸り続ければ若者ならずとも誰もが精神を病むか性格をゆがめるかしかない。

人は何を求めて働くか

それでは実際に人は何のために働くのだろうか。今関わっている企業で「仕事の中で求めるものは何ですか？」という分析をすると、どの企業でも「仕事の達成感」「良好な人間関係」「報酬（給料）」と答える人が多い。自治体や公益性の高い組織においても「報酬（給料）」と答える人がこんなに多いのかと戸惑う。

「良好な人間関係」「報酬（給料）」は、多数派ではあるが、データ上は生き生きとしていない。「良好な人間関係」は人に依存的な人が多く、「報酬（給料）」は組織への不満の強い人が多い。

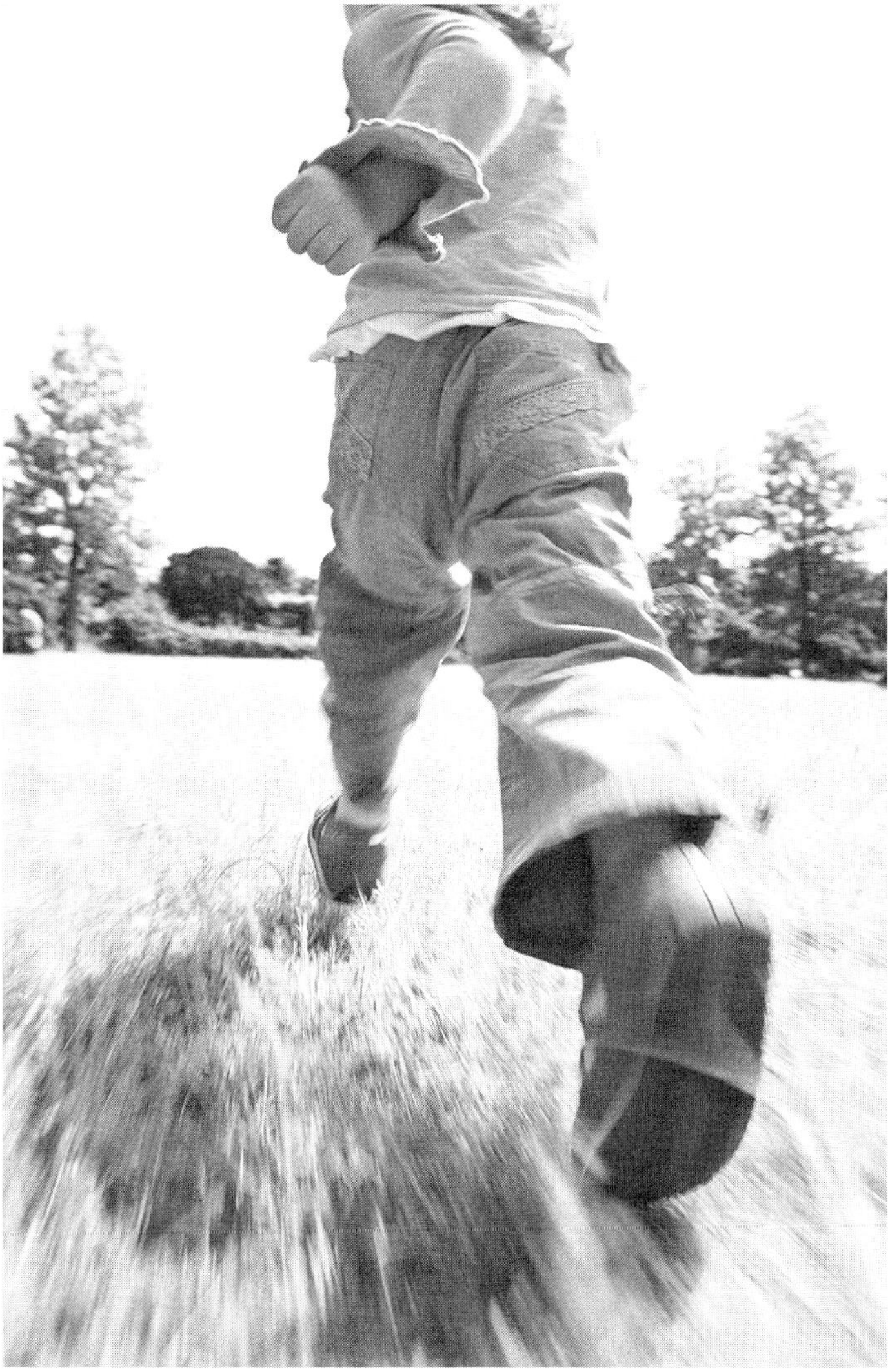

さらに、どんな答え方をしたかそれを分析すると、最も生き生きとしているのが「仕事を通して社会に貢献すること」「仕事を通して自分を磨くこと」と答えた人になる。

それらを選んだ人は苦労を厭《いと》わない傾向が見える。仕事にまとわりつくさまざまな苦難を乗り越え、新しい自分を再生させ高めてゆくことを自分に求めている。それゆえに逆に苦労を必要とし、苦労の向こうにある喜びを確信しようとする。そうした緊張の中にいる人であればメンタルヘルスは易々《やすやす》と崩れるわけがない。

もうひとつの「自分のために」

それでは「社会に貢献したい、自分を磨きたい」という気持ち自体はどうして起こるのであろうか。「報酬（給料）」と答える人のように、自分が何かを得ることで励みを得るというだけでは実はエネルギーが持続しない。動機の軸としてはか細く幼稚である。

人の最大のエネルギーは「自己犠牲」である。自分のためには死ねないが、大切にする人のためなら命さえも惜しまない。自分を捨て周りを生かすという覚悟があってこそ逆に自分を生かすことができる。

人は日々、なぜこの世に生まれてきたのかそれを問うて生きている。自分がこの世に生まれたことの証《あかし》は、自分のことだけを考え、贅沢《ぜいたく》をむさぼることではない。まぎれもなく、人とのつながりの中で自分の存在の確かさをつかみこの世に生きる理由をまさぐっているのである。そのために良い仕事をし、役に立ちたいと願い、だから働く。どんな仕事かは関係ない。どんな仕事であっても、それが誰かの役に立つという誇りを見失うわけにはいかないのである。

人生の仕事、私の仕事

生きるという問題の対極の死の問題を考えることで、逆に、生きることの本質が見えてくることがある。私が多少なりとも関わらせていただいた自殺の問題を通して学んだことは、そこにどんな動機があるかよりも何が歯止めになったかが重要であるということである。

それは前にも述べたように、①遺《や》り残した(仕)事がある、②自分を必要とする人がいる、この二つである。自分を必要とする人というのは、自分を「支えてくれる人」ではなく、自分が「支えなくてはならない人」がいるかどうかである。誰かのために生きていると考える人は、自らの命を絶つことができない。つらくとも死ねないのである。

人はそれぞれ生まれながらにして、退《ひ》くに退けない、他人には譲れない「私の仕事」がある。その仕事の価値はその人にしかわからない。誰に聞いても教えてくれない。自分の力でその仕事を見つけ出そうと日々を生きることこそが人生であると言えるのかも知れない。

（二〇一〇年二月）

［16章］

働くこと、生きること

16

働くことの原風景

父の運転するトラックの荷台には紅玉《こうぎょく》、国光《こっこう》といったりんごの詰まった木箱が山のように積んであった。父の仕事はりんごの行商。その父の汗のにおいとりんごの甘酸っぱい香りこそが私の少年時代の思い出である。りんごだけではなく、みかんや梨、桃、すいかといった季節の果物をトラックに積んで山あいの村々を売り歩く、それを父は生業《なりわい》にしていた。父が運転席でマイクを握り、気持ちよさそうに歌を唄《うた》い出すと家々から人が出てきた。まだ車も少ない時代だけあって農家や炭鉱住宅の人たちにはとても重宝されていた。

私はよく助手席に座り父の仕事について行ったものだった。当時がのどかな時代だったせいか、父には金を儲《もう》けようという脂《あぶら》ぎった気持ちなど微塵《みじん》もなかったように覚えている。汗を垂らして必死に働き家族を養う、それが父の人生だった。お客さんたちには愛想を振りまき、農家の軒先でお茶をいただき、玄関口では愚痴を聞かされ、今思うとその付き合いはただのりんご売りを越えて、生活の労苦を分かち合い励まし合う親しい友人の関係だったように思える。私の「働くこと」の原風景はそこにある。貧乏ななかで「足れり」を知る。父に限らず当時の父親たちは、今と違い、自分が家族に〝働かされている〟ような物言いをする人はいなかったように思う。納得して、いや自分を納得させて働いていた。

変わりゆく「働くことの誇り」

約半世紀隔てた現在、労働の風景は変わってしまったのだろうか。誰しもが閉塞《へいそく》感に包まれた社会のなかで、目先の職場や家族のしがらみに翻弄《ほんろう》され、そして働かされて、心がどんどん貧しくなっているように思える。人と人とのつながりの希薄さに拍車がかかり、自分自身の生きる実感までもがかすんでいく。心に寂しさを宿し続けそれをまぎらすことにやがて気持ちが流される。そして最後は自分の世界のなかの楽しさを追い求めることに時間を費やすことになる。自分が本当に信じ、拠って立つものが見えない。「ひきこもり」の根は私たちのなかにもあるのだろう。

「人はなぜ働くのか、そんなことをいちいち考えないといけないのですか？　お金のために働くのが悪いことなのですか?」そう私に尋ねてきた人がいた。これまでこの仕事をしながらずっと、どうしたら人が幸せに働き、そして生きられるか、そのことを己に問いかけてきたつもりであった。読者のなかにはそれをうっとうしく感じた人がいたのかもしれない。いくら正しいことでも他人に価値観を押し付けられたくはないというのが人情である。まるで自分が否定されたような思いにとらわれ、その戸惑いは不愉快に変わる。そして「放っておいてほしい」という捨て鉢な気持ちになってしまうのも無理はない。

「生き方」の軸

社会全体の不安が増大し、努力と成果の構図が見えない現代においては、雲をつかむような幸福を考えるよりも、目の前で楽しい時間を過ごすことを人々は求めたがる。労働は、その元手を稼ぐ手段となる。お金は人生の自由と可能性を拡げ、生きる張りと喜びをもたらしてくれる。

「人がなぜ働くか」などと、いちいち考えないでもたしかに生きてはいける。しかし、どうなのだろう。もし本当に、なぜ働くか、という軸を持たなくなれば、その人の生き方が軽くなる気がしてならない。軸がないと、周りの状況に流され、踏ん張るときに踏ん張れ

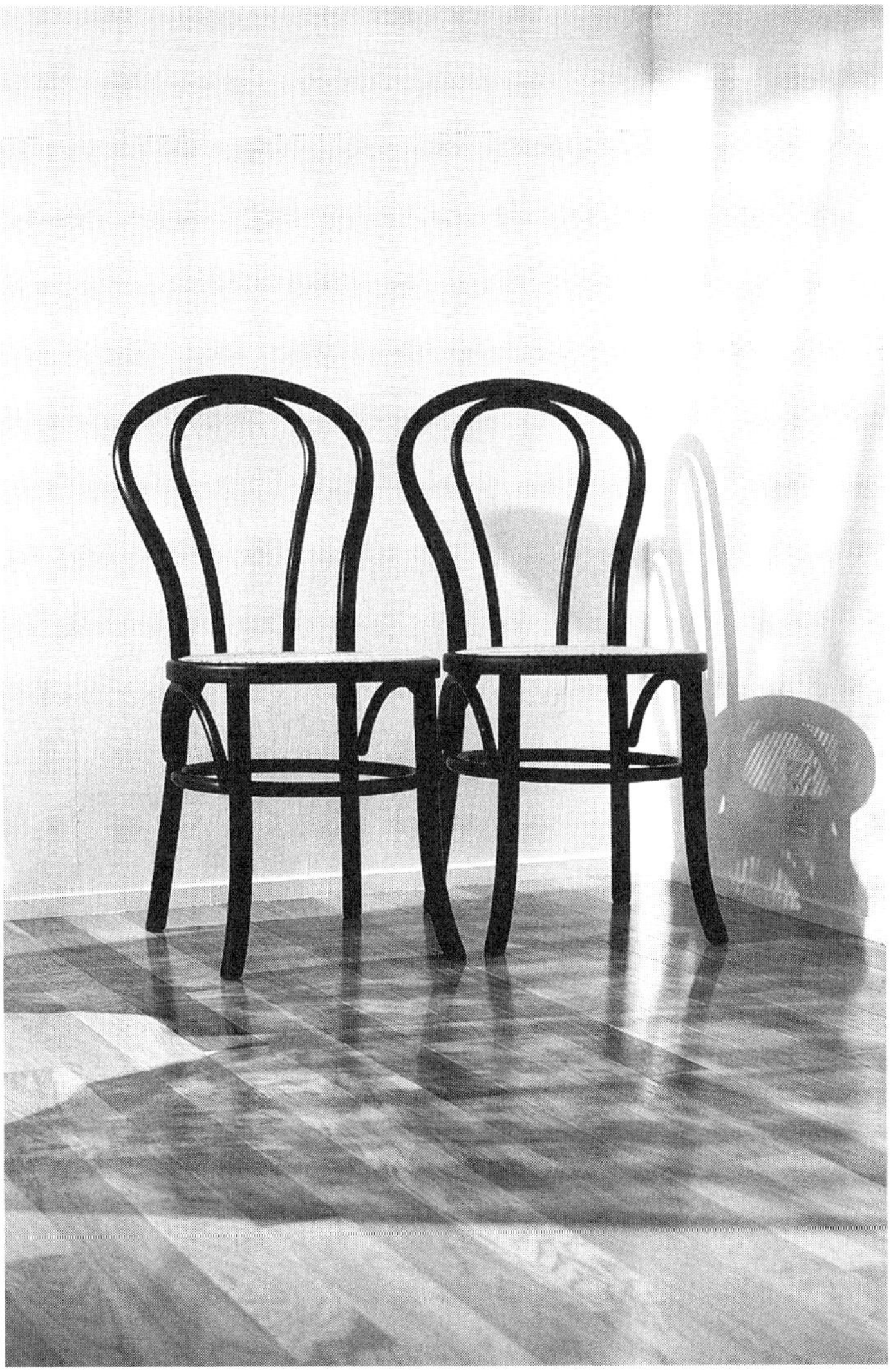

ず、思わぬところでつまずいてしまう。

逆に自分の生き方の軸に根ざした誇りが意地となって、それで自分を支えた経験は誰もがあるのではなかろうか。

「何のために生きているのか」という生きることの目的を考えるよりも、「なぜ生きているのか」という生きることの根拠を考えたほうが生きることの意味が見えてくる。「何のために」を考えるとつい、その先にあたかも何かが待っていてくれるような期待に流されてしまうが、〝なぜ〟を問うことで、自分の足元を見つめ、自分が背負っている逃げ場のない現実に改めて気づくことができる。そして働くことのその人なりの答えを得る。

レオ・バスカリア＊は「幸福や自由は、自分で自分に全責任をとってはじめて得られるものである」と語っている。それは肩に食い込む人生の荷物を降ろすことではない。みずから肩に荷物を背負うことによって幸福と自由を得るのである。その荷を背負った人が、どこに向かってどのように歩いているかが問題である。一人ひとりが与えられたその運命の中でいかに自分の人生の価値を磨くか、その課題を負っていることを忘れてはならないのである。その価値は運命が過酷であればあるほど光り輝くものである。

仕事の完成よりも仕事をする人の完成（古代ギリシャの諺）

いのちを与えられた以上、生きることは私たちの〝つとめ〟である。自分の視界のなかだけでひとり勝手に嘆いたりぼやいたりせずに、自分が受け入れがたいものにこそ目を見開き、新しい可能性を広げていかねばならない。おおらかに人生を生き、道を開く人はそういう人である。楽な道ばかりを歩くのではなく、道なき道を、重い荷を背負ってたくましい足取りでこれからも歩むこと、それができるかどうか、私の人生が私に問うている。もしその姿を、胸を張って目の前の子どもたちに見せられるならば、きっとその子どもたちは、私たちの生き方を心に刻んでくれるはずである。

生きることの意味をまさぐっている人たちに、私の敬愛する島崎敏樹《しまざきとしき》＊の言葉を伝えたい。

「生きるとは、連れとともに不動の地盤の上に立ち、暗い過去を背負って、天を仰ぎながら、光にみちた未来へむかって進んでいくいとなみである」

（二〇一〇年三月）

＊「本書に登場する人たちの備忘録」所収。

［17章］

涙の峠を越えて

17

たび重なる試練の中で

食の安全を標榜《ひょうぼう》する生協において、餃子事件をはじめとする、その根底を揺るがす事件がここ数年立て続けに起こっている。生協でまじめにこつこつと働く人にとっては逃げ場のないつらい気持ちになっているだろう。

こういう問題が起きたとき、当事者でない他の生協の反応はさまざまである。「あれは対岸の火事ではない」という声もあれば、「うちとは関係ない」という声もある。

組織が危急存亡のときには、どこの組織も不思議なほど同じように、我が事と思う人と、他人事《ひとごと》と思う人と、評論家になる人、その三つにきれいに分かれる。その事件の当事者となる組織でさえ例外ではない。個人の考え方次第と言っては身も蓋《ふた》もないが、危機意識を共有できないこと自体が深刻な問題であるはずだ。現に世の中にはそれができないまま立ち直りのきっかけをつかめず衰退していった組織がいくつもある。

組織の問題を他人事にする人は、自分は悪くないということを前提にするわけであるから、原因究明によって因果関係がわかっても自分を修正しない。結局は自分に責任がないということが証明されればいいだけである。本人の性格もあろうが、明らかに組織が軽く見られていることは否めない。

組織の信用に関わる重大事件が起こったときに機能するのは、〝平時に作った〟コンプライアンスプログラムではなく、〝有事〟の際の個人の帰属意識とその仕事に携わることの誇りではないかと思う。ルールよりも組織の文化や風土が組織を守るとしか思えない。それはそこにいる者が組織の傷みを我が事と捉えられる感覚があるかないかにかかっている。

『奉教人の死』

人は生きてゆく中で幾度となく、思いもかけない試練に出会う。いわれのない罪を負うこともある。追い詰められ窮地に立たされたときに、人はどういう態度・行動をとるのであろうか。

ここに芥川龍之介《あくたがわりゅうのすけ》＊の『奉教人の死《ほうきょうにんのし》』というひとつの短編を紹介したい。

昔長崎に「さんた・るちあ」という寺院（教会）があった。御降誕の祭り（クリスマス）の夜、その戸口に飢え疲れて打ち伏して居た「ろおれんぞ」という少年が助けられるところから物語は始まる。

清らかで美しいその少年がそこで成長し、元服もすべきときになり怪しげな噂が広がった。寺院に出入りする傘張りの娘と親しくしているというのである。そしてその娘はやがて身ごもった。ろおれんぞは姦通《かんつう》の罪で寺院を追われ、そのあと娘は出産した。

ある日長崎の町は大火に見舞われ、傘張りの家もその業火に包まれた。娘は命からがら逃げ出した。そのときに娘はわが子のいないことに気づいた。男たちは火の中に飛び込もうとしたが飛び込めない。

そこにやせ細った乞食が現れた。火の光に輝いて見える清らかな顔はまぎれもなくあのろおれんぞであった。

彼は火の中に飛び込み、幼子を救い出した。周囲の者たちは、この状況の中で親子の情愛が寺院からの戒めを破ったと罵《ののし》った。がその瞬間すさまじい音とともに燃え崩れた梁《はり》が倒れてきて、ろおれんぞの姿は見えなくなったのである。

のちに発見されたろおれんぞは息絶えた。その亡《なき》がらを寺院に運び入れたとき皆は驚い

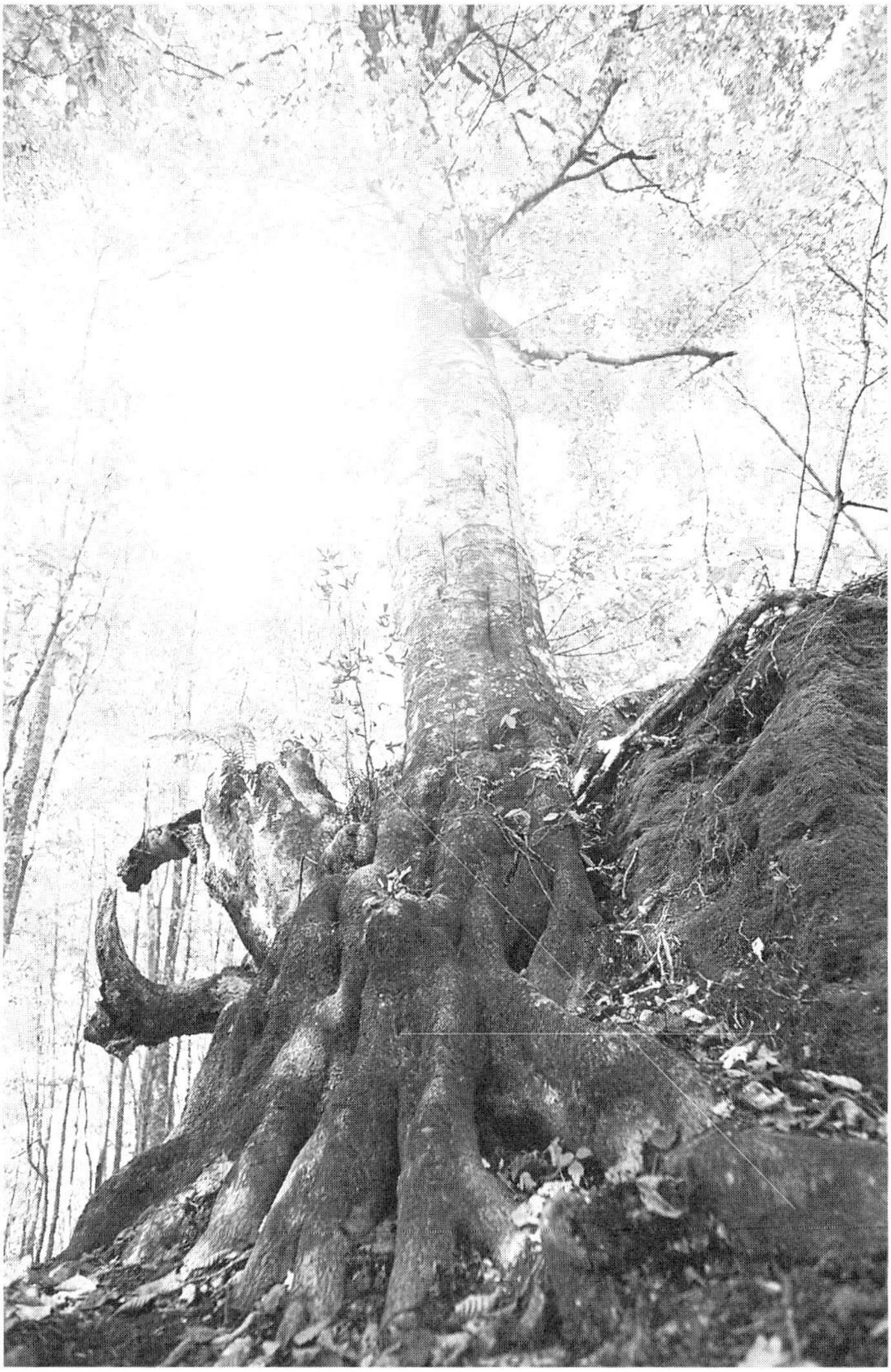

た。焦げ破れた衣服の合間から二つの乳房があらわれていたのである。女である以上姦通《かんつう》などありようがない。

傘張りの娘は、自分が恋い慕うろおれんぞが信仰の堅さからつれないために、その腹いせとして異教徒との間に子を作ってしまったことをあとで告白した。

このろおれんぞの生き方をどう思うだろうか。不義の罪に対しては寺院において弁明はしたが、破門された後で、自分自身に対して言い訳はしていないはずである。そればかりか、その娘との間柄において、高潔な態度を保ち、命と引き換えに、自分の果たすべきことを果たしたのである。

窮境を生きる

私たちの人生においても言い訳の出来ない状況に立たされるときがある。自らの過失であってもなくても起こった出来事から目を背けずに、その現実にどう向き合うか、そのことが問われるのである。

現代社会において、その窮境を乗り越えるための条件をあえて言うと、①どんな状況に置かれてもその状況を冷静に見抜き分析する力、②自分の信じたことを可能に出来るという確信、③気質としてのあきらめることのないしなやかな明るさ、その3つであろう。

芥川は、ろおれんぞを単に理想の生き方として描いたのではない。私たちに問うているのである。ろおれんぞのような人間は私たちの周りにもいるし、私たちの心の中にもいる。

自分の命をも惜しまず病のわが子のために献身する親もまたろおれんぞに値する。組織が苦境のときにあえて泥を被り、組織を守ろうとする人もまたろおれんぞである。自分の守るべきものを前にして言い訳はできない。それをろおれんぞは教えているのである。

あらためて今回の一連の生協の事件を思う。ここで一人ひとりがどう立ち上がるのか、それを問うているのだと。

谷底の道が暗ければ暗いほど、仰ぎ見る峠はまぶしくそして険しい。空はまた限りなく高く見えるだろう。それでも顔を上げ、言い訳をせず、運命を呪わず歩を進めねばならないのだ。暗いときだからこそ明るい顔を見せよう。

そして涙の峠を越えていこう。


（二〇一〇年八月）

＊「本書に登場する人たちの備忘録」所収。

［18章］

善悪と勝ち負け

18

組織の現場の善人たち

全国のさまざまな企業を廻っていると、その現場で、善人を絵で書いたように働いている人に思いもかけず出会うことがある。その人たちは、特別に高い地位にいるわけではないが、そのことの不満はおくびにも出さず、にこにこと働いている。

人は組織で働くことにおいて、自分のプライドを賭けた「勝ち負け」というものさしと、人の役に立つことを願いみずからの働く態度に価値を置く「善悪」というものさしと、そのどちらで生きるかを問われているのかもしれない。そのふたつは相容れないものではないが、両方を兼ね備えている人はそう多くはいない。

組織が評価する頭の良い人は、その役割への期待に応える気持ちが強くなり、時にその人が本来持つ人柄の良さをかすませてしまうことがある。

道具としての善悪

現実には、「善悪」と「勝ち負け」は独立したものさしのようであっても、実際は、互いを利用し合う関係になることもある。善が勝ちをもたらすこともあれば、勝つために善を道具として用いるということもありうる。

日々の生活の中で、人は生きることにおいてなぜこうも勝とうとするのか、と思うことがしばしばある。自分が勝つために普段は意識してもいない「善悪」を持ち出してくることは少なくない。夫婦喧嘩がその典型である。やり取りの中での本質的な問題は、お互いが「自分は正しい、あなたが悪い」と主張しあうことである。正しい者が勝つと信じているから、それを相手にぶつける。そこまでして守るプライドにどれだけの価値があるというのだろうか。そうした他愛なさを周りは知っているがゆえに、誰も取り合ってくれない。

夫婦喧嘩《げんか》にしろ国家間の戦争にしろ、根っ子にあるものは同じように思える。闘うための拠りどころは、自分の側に絶対的な善があり、相手が悪だという主張である。そのためにありとあらゆる方法を使い、引っ込みがつかないまま自己を正当化する。正義があるから闘うというよりも闘いに勝つために正義を持ち出すのが人間の悲しさである。

勝利の持つ不毛さの一面

勝負に勝った快感は本人にとっては格別ではあるが、一方で負けた側の人間で、相手が勝つことを快く思う人などほとんどいないと考えたほうが良い。仕事も同じである。説得という手段を用い、理屈で相手を畳み込むというのも得策ではない。相手に疑いようのない非があったとしても、である。リベンジと言えば聞こえがいいが、やられればやり返そうと考えるのが人間の心理である。世の中は綺麗事《きれいごと》ばかりではない。報復、仕打ちは人の世の常である。勝つと相手の憎悪に火をつける。

スポーツの場面においても、実際には冷静な対応を心がけていることを聞いた。アメリカのメジャーリーグでは、勝った時にガッツポーズをしたり、相手を威嚇・挑発したりする態度はあまり見かけない。実はこれは報復を警戒してのことだという。やはりスポーツはゲームであり、彼らはそのための自分の仕事をしているのである。

理不尽さのストレス

人が人として生きる中で、最終的に人を苦しめる心理的要因が「孤立感」と「不安感」であることはこれまでも何度か説いてきた。その二つは自分自身が生きてゆく上で支えとなる自分の価値を脅かしにくる。

しかし、「孤立感」と「不安感」はいきなり襲ってくるのではない。そのことに辿り着くまでの過程がある。人と人とのやりとりのつまずきが往々にその契機となり、そこに「善悪」や「勝ち負け」の理不尽さがからみつく。正しい者が勝つとは言い切れない。そこに私たちの日々の苦悩がある。

私たちが簡単に口にする「人間関係の悩み」のいくつかは、そうした自分自身の内にある「孤立感」と「不安感」へのとらわれと大きく関係している。

勝ちたいわけではないが、負けたくはない

現代は、競争社会と言われるが、『朝日新聞』の調査だと、「競争は好きですか?」という質問に対して、「はい」と答えた人は四七パーセントで、「いいえ」が五三パーセントであった。意外に人は競争を好まないのである。

しかし、勝ちたいとは思わなくても、負けることへの抵抗や悔しさは誰しもが持っている。他人との比較においては、勝った喜びよりも負けた悔しさのほうが大きい。勝ちたい心理よりも、負けたくない心理が競争に拍車をかける。

勝負の作法

武士道では強い者が弱い者をいじめることを〝卑怯〟と言った。武士道の本質は、「元来蔭の奉公を主にした自己犠牲を本位にしたもの」『葉隠《はがくれ》入門』（三島由紀夫《みしまゆきお》）＊である。命を懸けて主君を守るために刀を抜くのである。現代社会とは大きな隔たりがある。

職場でも家庭でも勝負の作法は、「勝ってもいけない、負けてもいけない」、私はそう考える。相手を力で打ち負かさないほうがいい。善悪は相手に逃げ場を与えない。勝つことが仇《あだ》になれば、建設的な関係は作れるはずもない。

人生は一回の勝負でもなければトーナメントでもない。同じ相手と何回も何回も戦う、野球で言えばペナントレースである。その中で闘い方、勝ち方を学び、全勝せずとも勝ち越せばよい。ビシャ＊が「生きるとは、死に対する戦いである」と言うとおり、人生の価値は、勝つことよりも生き延びることにある。

そしてまた、考えようによっては、人間の成長にとって、勝つことで慢心するよりも、勝てなくて悔しがるほうがいいのかもしれない。負けることで打ちのめされ非力さを思い知らされて、今の道を捨て、新しい道を目指すというのも希望の選択と言えるのである。

（二〇一〇年一二月）

＊
「本書に登場する人たちの備忘録」所収。

［19章］

この仕事に心を込める

19

雪の中で酒を寝かす

旨い酒を口に含んだときに、ただ、旨い、と感じるだけでなく、どうしたらこんな酒を造れるのだろうと一瞬思うことが時折ある。

寒冷地の酒どころに、「雪中貯蔵」という熟成方法があるのをご存知だろうか。冬につくられた火入れをしないままの生酒を雪の中に四か月ほど埋め、じっくり寝かせてまろやかさを醸し出す。現地の酒通は、「低温に保つだけなら、冷蔵庫に入れておけばよいだけなのに」と笑っていた。その言葉が逆に、こだわりへの自負を照らし出す。

私たちの生活の営みには、科学や合理性では簡単に説明のつかないことに精を出すことが数多くある。ただ心を込めて、その相手となるものに命を吹き込み、そこに神秘的な物語を紡ぎだすのである。

物に命を吹き込む

万物に命が宿ると考えるアニミズム信仰は世界中にある。しかし、物に心を込めてその対象に命を吹き込むというのは日本固有の文化のように私はこれまで思ってきた。

酒造り職人の杜氏《とうじ》のみならず、宮大工や、刀工、料理人など、匠《たくみ》といわれる人々が物に命を吹き込むという伝統を脈々と継承してきたことは事実である。それは物づくりに限らない。野菜や草花を育てること、また人とのかかわりにおいても「心を込める」という所作は、日本人特有のものだと私は考えていたのである。

「心を込める」は人類共通の価値観

しかし、世界を知る友人たちにこのことを尋ねてみると意外な答えが返ってきた。

インドネシアやマレーシアの一帯には世代間で受け継がれる「クリス」という短剣があるという。それは宗教と関係はないが、そこに精霊が宿りそれ自体が意思を持つという伝説があるのだという。職人はそれを意識し、心を込めてそのクリスを作る。

ヨーロッパにおいても、物づくりの歴史のあるところでは、作られる物に心を込めるという感覚に違和感はないという。ボヘミアガラスで有名なチェコに駐在した方の話では、そうした工芸品だけではなく、チェコの重要な産業である兵器作りにおいても同じであることを教えてくれた。戸惑いは感じるが、機関銃をも心を込めて作っている。

「心を込める」ということ

「心を込める」とは、対象と同化し、ともに高まってゆくことである。潜在意識としての一体化の願望は恋愛の感情と本質を同じくし、〝惚れる〟ということでもある。ひとつになる以上は、自分のためも相手のためもその境がなくなる。利害関係を超越するのである。

そしてまた、心を込めるということは、己を賭《と》して対象に挑みかかることでもある。伝わるかどうかわからない相手（それは物かもしれない）に、己の技と思いが通用するのかどうか、真剣勝負に持ち込むことである。緊張感のない「心を込める」はない。

さらに、「心を込める」ということは、相手との関わりにおいて、自分に酔うという一面もある。しかしそれは自分ひとりの満足を得ることではなく、相手とその満足感を共有する一体感を指している。

「心を込める」ことの対価

私たちが「心を込める」とき、代償を求めず無欲に出来ているかというとそうでもない。それが相手に対してどのような影響を与えているのか、どう反応しているのかをいつも気にしている。

「心を込める」とは、相手に対して「語りかけ」そして「聞く」行為ともいえる。このように「心を込める」行為は、能動的な色合いが強い。

であるから、そうした努力をしている人がいれば、周りは即座に反応してあげるのがよい。その反応自体が励みになる。報酬は、結果を査定した後の対価だけではない。努力しているその行為の中での周囲の反応もまた報酬である。そうしたやり取りを重ねることで人は磨かれ、成熟した職業人になっていく。「反応」「反射」は実はそれ自体がカウンセリングでもある。

もし逆に「心を込めて」働いている人を無視するならば、その人は無気力と孤独を学習するだろう。

畏れをもって心を込める

物づくりの世界にとどまらず、人相手の仕事をする人においても「心を込める」感覚は遠くない。相手が物から人に変わってもそこに共通する感覚は相手への「畏怖」であろうと私は思う。畏怖があって敬意が生まれる。誰が見ていようがいまいが関係なく、誰も見ていなくともあたかも見ているように行動するというのが、人を遇する人の「心を込める」行為である。

日本には、茶道や華道、さらには歌舞伎や能などの芸能に見られるように、所作、作法、立ち居振る舞いに美を求めるという伝統がある。気を衒《てら》わずとも「心を込める」身のこなしが様式美を産み出し、それがさらに洗練されて伝統になり今に至る。私たちはそのような堂々とした美しい生き方の文化を受け継いできたことに、もう少し誇りを持つ必要があるのでないだろうか。

心を込めれば無駄なことはひとつもない。そこに、〝私〟の命が宿るのだから。

（二〇一一年一月）

［20章］

私を生かし支えるもの

20

生きる力の原動力

人間の生きる力を考えたときに、何がその原動力になりうるのだろうか。

〝出来ること〟と〝得ること〟、すなわち万能感の獲得と所有欲という二つの「欲」が、自分自身の成長や発展を刺激するのはまぎれもない事実である。その「欲」を自分のためだけに費やせばそれは「私欲」もしくは「強欲」と呼ばれるが、高い志を持って他人の幸せのために、何かをしたい、何かを手に入れたいという「欲」であれば、そしりを受けることはない。自分を前へ推し進めるためにその「欲」は不可欠で、尻を叩かれるよりも、その「欲」を刺激されたほうが人は心地よく頑張って生きられる。

私たちの研究でも「何かのために」という目的や意味を持って生きる人は、困難に出会っても問題解決のエネルギーは高く、くよくよ考えない楽天的な人が多いということがわかっている。

しかし厳しい現実において多くの人は、その「欲」を満たす機会のないところで、生きざるを得ない自分の場を生きている。

意味も成果も見えず、なお力を奮い立たせなくてはならないところにいる人々に、もし「あなたを支えているものは何ですか?」と尋ねたら、どんな答えが返ってくるであろう。おそらく「自分を支えてくれるものは、物や事ではありません。人、あるいは人との絆です」と答えるのではなかろうか。

頑張りをわかってもらいたい

自分の持つ普段の力以上の精いっぱいさで頑張っているときに、人は、こんな自分を見てほしい、と誰かに伝えたくなるものである。

頑張っていることは自分でも嬉しいことだし、さらにそのことをわかってくれる人がいたらもっと頑張れると信じている。だからこそ、その気持ちを踏みにじられ無視されればどれほどつらいことか。

私たちが、自分より力のある人、優れている人に頑張っている姿を示したくなるのは自分のおこないの正しさと奮闘への「承認欲求」があるからである。人は欲や目的だけで生きられるものではなく、自分のおこないに意味を見出し、力を振り絞る根拠を見出すことでその頑張りを続けることが出来るからだ。

わかってもらえたなら言葉は要らない。最近ではカウンセリングが身近になり、話を聞くことの大切さが強調されているが、人間の本心においては、「私の話を聞いて（Listen to me）」くれる関係よりも、「私のことを見て（Look at me）」くれる関係で、人は突き動かされているのではなかろうかと思う。話を聞くというのは、わかってあげるための手段である。

視点を変えてカウンセリング的な言い方をすれば、苦しみを抱える人間を理解しようという態度を抜きに、傾聴技法の習得だけでは心の問題は解決しないということにもなる。

苦しめられるものに生かされる

理不尽さの破れ口に立ち、そこに踏み止まることは容易なことではない。しかし何も出来ないその状況の中で、自分がここに立っていること、居続けることが、誰かの役に立ち希望になっているのかもしれないと気がつくこともある。

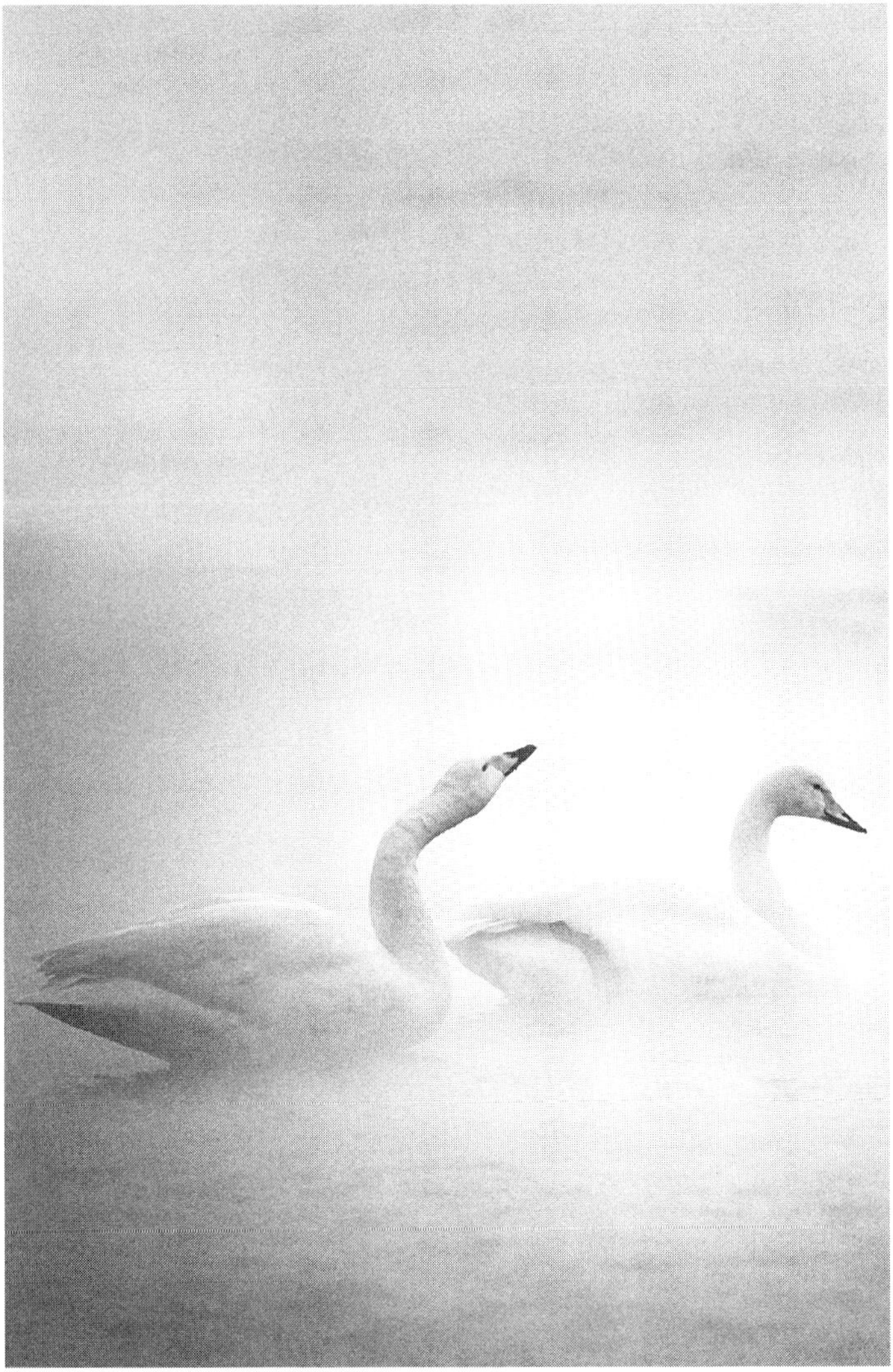

人生においては、与える者に与えられ、支える者に支えられ、励ましているはずの者に励まされることが往々にある。それは言葉を変えると、自分を阻害し苦しめる者によって生かされているということにもなる。

スポーツの世界の勝利者が、「ライバルがいたから強くなれた」と相手に賛辞を送る場面を見かけることがある。家族関係の中で、これまで自分をさんざん苦しめてきた親や連れ合いの介護を託された人が一所懸命頑張っている立派な姿を見ることもある。どこかでそうした関係にやがてつながっていくように思える。自分を支えるものは、自分に都合の良い相手だけではない。

生かされて生きている、この実感を持ち得たならば、孤独感に心が蝕《むしば》まれ自らを死に導く人はもっと減るような気がする。人は人とのかかわりの中でしか生きられない、そのことに私たちはもっと謙虚であるべきだ。

自分が背負うもののために

十年近く前になるが、脳梗塞で入院していた父が危ない状態と知らせを受け、郷里の病院に駆けつけた。私の顔を見た父はベッドの中から小さな声でこう言った。

「早く帰れ、お前の仕事場に帰れ」

大学卒業後に郷里の福島いわきに帰ると約束したはずだった私に、我慢ならない思いを抱き続けた父の最期の叱責である。その父の持ち場は病床であった。その仕事は息子たちの邪魔をせずに生きる闘いを続けること。私の持ち場は全国の働く人のために自分の人生を尽くすこと。他人に、何様だ、と笑われようがそう思っている。それから何度も危篤の知らせを聞いたが、父が亡くなったのはゴールデンウィーク初日。ある方がこう語った。

「最後まで息子の仕事の邪魔はしなかったな」

帰るに帰れない出張先で詠んだ歌を今でも覚えている。

東国に春の嵐の吹きなむを
　祈りて聞きし瀬戸の潮凪

人を生かし支えるものは、人間関係という外からの支えだけではない。良い人生を送りたいという内なる思いにも自らが支えられる。それが単なる私欲を越えて、人の思いとつながったときに、その生き方への共感が己を支える巨大なエネルギーになる。

真実の人間関係を求めるならば、人とのつながりの中でなお、夢のある未来をひとり描き、それに忠実に生きようとすることだ。

私の父は、私がメンタル・ヘルスの仕事に就いた頃、この仕事が理解できなかった。晩年に「お前の仕事は、地元のこのあたりで十人に聞いたら、二、三人はわかる人が今はいる」と言い残していた。言葉は通じ合えなかったが、心は通じ合っていたのかもしれない。その父の思いも今の私を支えている。

生きることの目的は自分の欲を成就させることではない。欲の成就は人生の彩りではあるがそれは目的ではない。自分が背負うもののために、ため息をつかず、奥歯をかみしめ前を向いてゆこう。

まだまだこれから厳しい時代は続くのだから。

（二〇一一年三月）

[21章]

「俗」の中にある「聖」

21

清潔な職業生活

知り合いの先生から本が送られてきた。本のタイトルは『ダメになる会社』。なんとも刺激的である。送ってくださったのは高橋伸夫《たかはしのぶお》*1先生。『虚妄の成果主義』というベストセラーで一世を風靡した気鋭の経営学者であり、私が尊敬できる学者のおひとりである。いただいた本を読み進み、最後の章で「世俗そのものの只中における清潔な職業生活」という言葉を見つけ、それに身震いがした。私がこのシリーズをなぜ書いているのか、その答えがこの言葉に凝縮されていると思えたからである。

産業発展の原動力

高橋先生がその本の最後の章のテーマにしたのは、経済学者マックス・ウェーバー（一八六四－一九二〇）＊2の『プロテスタンティズムの倫理と資本主義の精神』＊3である。

経済学と聞いただけでたじろぐ人も多いであろう。実は私もそのひとりである。

「宗教改革が起きてそれ以降は、世俗を離れて修道院にこもって信仰するのではなく、世俗の中で普通に生活しながら、キリスト教を信仰するという」（『ダメになる会社』）禁欲的な生活様式が生まれ、それが資本主義による産業の発展の原動力になった、というのが、ウェーバーの主張である。

経済学は社会の大きな動きのメカニズムを解明する学問であるが、ウェーバーは、それを支えるものが、一個の人間の「働く態度」であると指摘した。

「使命」で働くこと

熟練度の高い仕事、注意深さや創造力を必要とされる仕事において、〈高度の責任感が端的に必要であるばかりではなく、少なくとも勤務時間中は、どうすればできるだけ楽に、できるだけ働かないで、しかも普段と同じ賃銀をえられるか、などということを絶えず考えたりするのではなくて、あたかも労働が絶対的な自己目的──「職業」すなわち「使命」──であるかのように励むという心理が一般に必要となるのである。しかし、こうした心理は、決して、人間に生まれつきのものではない。また高賃銀や低賃銀から直接作り出すものでもなくて、むしろ長年月の教育の結果としてのみ生じうるものなのである〉(『プロテスタンティズムの倫理と資本主義の精神』)。

聖なる生き方

マックス・ウェーバーは、資本主義の発展はキリスト教が生み出した精神によって支えられていると説いた。ではなぜ、多くの人が宗教を持たない日本においてそれが違和感なく伝わるのか。キリスト教信仰のあるなしに関わらず、それに匹敵する「聖なる生き方・働き方」があるという確信が日本人、というよりも人間そのもののメンタリティに紛れもなくあるからなのだろうと私は思う。

特に日本においては、厳しい労働に耐えて働くということは、単にお金を得るだけのためではない。それによって、自分が生きる証しを得て、人から認められる美しい生き方を得ようと信じる気持ちが、これまでの精神文化の中にあったのだろうと思う。その意味で、勤勉は信仰に限りなく近い。

ウェーバーは「長年月の教育の結果としてのみ」と言っているが働くことの価値や尊さ

を、日本人はこれまで、労働の現場や家庭や学校で自然に学ぶことができていた。それが今はどうだろう。いきなり仕事に就いてから、〝ぶっつけ本番〟で個人の責任として学ぶというのは、危険すぎる。心を病む若者たちが増えていることの由来はそのあたりのことと無関係ではないであろう。

輝きにまさる清らかさ

環境が厳しければ厳しいほど澄んで輝くような、美しい生き方をすることはできないものだろうか。美しい生き方とは、自分を飾ることよりもむしろ、生身の身体ひとつで、自分勝手に生きようとせずに、自分を投げ打って生きようとすることだと私は思う。どんな状況にあっても、働けることに感謝し、喜んでみずから働く姿を〝聖〟と呼ぶことができるのである。

現実を見渡すと、そうした人間の本質的願望がないがしろにされている場面にしばしば遭遇することがある。時おり見かける経験の浅い若き管理者のいきり立った厳しさには辟《へき》易《えき》させられる。年上の部下の身体は動いているように見えても心は動いていない。それはただの無機質な〝条件反射〟である。感情、感覚を刺激されていない以上、活力を持たせようがない。

働くことが生きる証し

労働は、人が生産やサービスという活動を通して社会を支える尊い行為である。人は、「働く」という行為を通して、みずから人と交わり、社会に参加している。と同時に、家族を支え、自分を支えている。人は、働くことで人や社会に何かを与え、その対価として報酬や誇りを得ているのである。

生きる営みの中で、働くことを通して自分の人生を形づくる権利と責任を誰もが持っている。経済学者が何と言おうと、人は経済学のために働いているのではない。自分の人生のために働いている。しかし社会を形づくる上で、私たちの日々の働きが意味を持って社会を支えている、という誇りを経済学者が教えてくれることには感謝しなくてはならない。

それは彼等自身が私たちと違う場所で、私たちと同じように、一個の人間として苦悩しながら自分が働くことの意味を深く追い求めているからにちがいない。そうとしか私には思えないのである。

(二〇一一年四月)

＊1 「本書に登場する人たちの備忘録」所収。

＊2 「本書に登場する人たちの備忘録」所収。

＊3 一九〇四年から〇五年にかけて著された。大塚久夫《おおつかひさお》訳（岩波文庫、一九八九年・同ワイド版、一九九一年）、梶山力《かじやまつとむ》訳、安藤英治《あんどうえいじ》編・解説（未來社、一九九四年）、中山元《なかむらはじめ》訳（日経BP社、二〇一〇年）などの日本語版が出ている。

［22章］

負けて学ぶもの

22

Mさんの言葉

「選考にもれたことは残念ですが、二年間先生にご尽力をいただきながら積み上げたものは、他人にどう思われようと私たちの財産です。先生、どうかお気持ちを落とさないでください。我々が未熟で万人に認められる成果が出せなかったのです。

再度この取り組みに関われるようになったのは、これまでの取り組みでやっとスタートラインに立ち、先生のお力をお借りして更に発展させる余地があるとの天からの教示ではないかと思います。

未熟な組織ではありますが、今後も先生のお力添えでなんとかこの苦しい環境にも耐えうる力をつけ、万人が認める成果を出していきたいと考えます。今後も変わらぬご指導の程、宜しくお願い致します。」

善良な組織人を絵に描いたような実直なMさんからのメールに私の心は大きく揺さぶられた。論文コンテストに落ちたことで感傷に浸り、悔やんでいる暇はないと思った。二年の歳月をかけ、Mさんたちの組織の活性化のために、管理者を選抜し教育を展開してきた。その様子をまとめ論文コンテストに応募したのであった。メンタルヘルスの視点から組織を活性化する取り組みが認められれば、それは産業界にとっても希望になる、そう確信しての応募であった。

しかし、現実は甘くなかった。明らかに取り組みの成果はあったのだが私のまとめ方が審査する側の意向にマッチしていなかった。もちろん能力の足りなさでもある。

ちょうどMさんの企業の講演を控えた前日に落選の知らせが学会から届いた。期待を抱かせた皆さんを思うと本当に申し訳なく、明日の講演どころではなくなっていた。

良き敗者

英語には GOOD LOSER（良き敗者）という言葉がある。勝負に負けたときはいさぎよく負けを認め、負け惜しみを言わない。つらいことだが敗者は敗れたという事実を受け止め、勝者を讃えることが大事なのだということだ。

口で言うほど、敗北を素直に受け入れることはたやすいことではない。相手に対して曇りのない心があればよいのだが、現実において人間は皆自分が一番かわいい。ついつい往生際の悪い捨て台詞を吐き、あとになって挙句の果てに後悔してみたり、言い訳をしたりしてしまうものである。

かつての慶応大学ラグビー部監督上田《うえだ》昭夫《あきお》＊1氏は、勝って浮かれている選手たちを前に、「負けた者へのいたわりの心を忘れるな」と一喝した。敗北の悔しさを学んでいるがゆえに言える言葉である。

「良き敗者たれ、そうでなければ、立派な勝者にはなれない」と古今東西のスポーツの世界では語り継がれている。

負け戦を引き受ける

小学校の頃の運動会にほろ苦い思い出がある人は少なくないだろう。足が遅い子はいくら一生懸命走っても、よほどのアクシデントがない限り勝つことはない。親が見ている前で一番後ろを走ることは、子ども心にも切ないものである。かけっこが嫌だと言ってもそれが理由でそこから逃げることは出来ない。

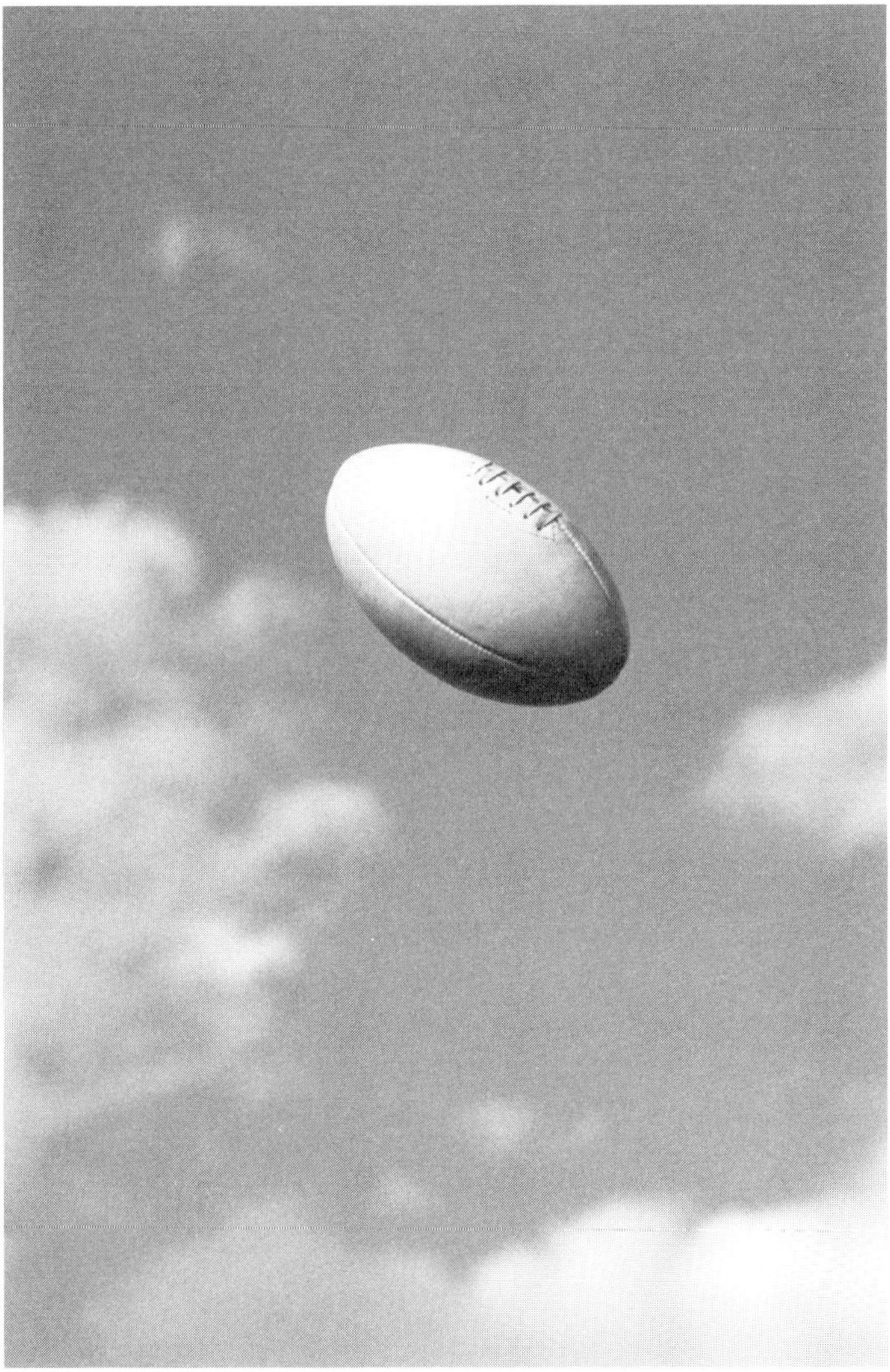

大人の世界でも、勝ち目のない戦いに臨まねばならないことがいくつもあるように思える。歴史でいえば、西南の役の西郷隆盛《さいごうたかもり》*2しかり、硫黄島の栗林《くりばやし》中将*3しかり、である。あの人たちは何ゆえに勝つ当てのない戦いを引き受けたのだろう。

力が互角でない相手に挑む人は、負け方を考えて戦いに臨む。どんな負け方をするかで人に伝えるものがあり、それに命を捧げた人が歴史上では英雄と呼ばれている。自分の損得しか考えない人間は、負け戦を引き受けることは出来ず、英雄にもなれない。

悔いなき戦い、負け方の極意

トーナメントの勝ち抜き戦では、ひとりの勝者は星の数ほどの敗者の上に立つ。一度負ければ終わりである。人生もまた勝ち抜き戦にたとえられるが、本質で考えれば勝ち抜き戦ではない。野球でいうペナントレースである。野球ならば六割勝てば優勝できる。

しかし、はなから四割負けてもいいとたかをくくって六割勝てるはずはない。トーナメントでなくともトーナメントの境地でペナントレースを戦わなければ勝つことは出来ない。

今日の敗北から何を学び、それを明日の戦いに生かせるかが問題である。そのためには負けるときに素直にいさぎよく負けることだ。

負けることの納得、負けっぷりは、どれだけそこに自分を賭けたか、どれだけそこに心血を注いだかによって決まる。敗北を受け入れるときの態度で、その人間の器の大きさがわかる。

自分の力及ばず、とわかれば負けたときは悔しくとも、あとでさばさばできる。毎回の戦いを必死で戦い抜くこと、日々最大の努力をし最善を尽すことによってのみ負けて学ぶものがある。言い訳ばかりしていると、敗北から何も学ぶことができない。

負けてなお残る尊厳

人生は仕事ではなくゲームである。ゲームだと思うから夢中になれる。そう思えば日々を漫然と無駄にしなくて済む。

人生を戦うことによって何を学び、何を残すかが問題である。たとえ負けても、その時の敗北が、自分の人生を豊かにするために重要な敗北であることが後でわかることもある。

勝負の本質は勝つか負けるかではない。勝とうが負けようが、勝つことのために最大の努力をすることにある。勝った側にもドラマがあり、負けた側にもドラマがある。私のように負けたことで友がいることに気づくこともある。

戦う者の尊厳は、一回や二回の敗北によって奪われるものではない。人生は勝つためではなく、生き抜くためにある。どうせなら涙をこらえ、明るい笑顔で勇ましくこの人生を戦い抜こうではないか。

（二〇一一年一二月）

＊1　「本書に登場する人たちの備忘録」所収。

＊2　「本書に登場する人たちの備忘録」所収。

＊3　栗林忠道《ただみち》。「本書に登場する人たちの備忘録」所収。

V

組織の中の私の価値

［23章］

健康な組織を創る

23

業界トップ企業のメンタルヘルス

かつて、わが国を代表する企業の組織体質をＪＭＩ健康調査＊1で比較したことがある。ほぼ同じ時期に、保険、銀行、電力、百貨店、製造業など各業界の超優良企業の組織メンタルヘルスのパターンがどうなっているのかを調べてみたのである。特に業界特性がどのように現れるのかに関心が寄せられたが、驚く結果が出た。データがほとんど一致していたのである。

健康度が高いということ自体はある程度予測していたが、注目されたのはそのパターンであった。〝楽をしてストレスがない〟というパターンではない。〝くせがなくおおらかでしなやかな〟体質を示したのである。一言で言うと「洗練されている」ということである。

その最たる特徴は従業員個々が組織に能動的に関わろうとして、その結果組織全体の活力が高く見えたことにあった。

メンタルヘルス上の業界特性というのは、世間が言うほどデータには現れない。ただしそれはここで挙げた〝業界の雄〟といわれてきた会社においては、である。それが二番手、三番手のクラスになると、業界特性が色濃く出るような印象を受ける。

業界特性よりも組織の独自性

超優良企業でいう「特性」は、言葉を替えると「その企業固有の〝らしさ〟」を兼ね備えているということになる。データで見られた〝らしさ〟は、「業界らしさ」というよりも「その会社らしさ」であり「超優良企業らしさ」であった。

業界を意識すれば業界らしくなるし、自分の組織を意識すれば自分らしくなる。二番手三番手以下の組織が、自社への意識よりも、その業界への意識を従業員に求めることで現れる「業界らしさ」はなるほどとうなずける。

ならば、その業界の一流を目指すのならば、業界特性をあまり意識せず、わが社の「自分たちらしさ」を求めるほうが良いということになろう。

結局は業界特性よりもその業界の中でどれだけ独自性のある「洗練度」を増すかが、その組織のメンタルヘルスと活力を決めているように見える。同業他社を参考にするのを否定するわけではないが、猿真似《まね》から洗練は生まれない。

幸福な家庭、幸福な組織

「幸福な家庭は、どれも似たものだが、不幸な家庭はいずれもそれぞれに不幸なものである」〈トルストイ*2『アンナ・カレーニナ』(岩波文庫)より〉

家庭も組織も変わりはない。メンタルの悪い組織は実にさまざまであり、良い組織は共通する品性のようなものを感じさせる。

仕事がら私が関わる組織で、「うちの組織の問題を分析して教えてください」とよく言われる。しかし問題点をいくら明確に示しても良くなったためしは少ない。トルストイにたとえていえば、不幸な家庭に赴きその家の問題を指摘してもなかなか良くならないのである。

しかし、メンタルヘルスの良い職場においては、逆にその分析結果を示すとますますその職場は良くなっていく。その職場の責任者は一様に「わが意を得たり」と反応しにこやかな顔をする。そして自信がついて自分たちらしさをさらに磨いていくのである。

問題を発見し解決するという考え方は重要なのであるが、人も家庭も組織も、問題をつぶし条件を整えるだけでは幸福にはなれない。幸福な家庭や組織が持つその要因を私たち研究者がそれを具体的に明らかにしないといけないのであるが、もしかするとそれは誰もが既に知っていることなのかもしれない。

従業員満足から活力は導かれない

現在のところ企業はどこもたいへんである。経営者はこの苦境を乗り切るために、従業員に身を粉にして働いてほしいと期待する。しかし、現実がそうなっているかというと、経営者の信じたい気持ちと隔たった現実があるというのが実感なのではなかろうか。ではどうしたら従業員がそうなってくれるのだろうか。月並みに考えられるように、労働条件を良くすることだろうか。

たしかに労働条件が悪いと従業員の意欲低下や組織離れを引き起こす。しかし労働条件が良ければ一生懸命働くかというとそうでもない。冒頭に挙げた超優良企業のひとつの会社においても、あれだけ健康度が高いのに女性の平均退社時刻が夜の八時であったとあとで聞いた。

裏を返せば、労働条件を越えた、従業員を魅了し働きがいを得られるその組織ならではの風土を目指さないと、ここでいう健康な組織はつくれないということになる。

「従業員満足は定着率を高めるが、組織を活性化する保証はない」が、メンタル・ヘルス研究所のデータから言える見解である。従業員満足度を計測するテストの得点を上げるためには、従業員に良かれと思うことを組織がやせ細ってでもすれば健康度は上がるであろう。従業員はそれに満足し、ちょっとやそっとのことで辞めたくはなくなる。その組織になるべく長く居たいと思う気持ちが定着率を高めることになる。

健康な組織とは

健康とは病気でない状態をさすのではなく、まぎれもなく、生きる力にあふれている状態をさす。その意味で健康な組織とは、メンタル上の問題がない組織ということではなく、内側から活力をみなぎらせている組織ということが出来る。仮に問題を抱えていたとしても、病の人がいたとしても、希望がありさえすればそれは健康な組織だということが出来るのかもしれない。

『アンナ・カレーニナ』の作者トルストイ＊2は人生の最後に貴族の生活を捨て、家を出てから十日後に小さな駅で、病で世を去ったという。ある人は、貧しき人々の仲間に加わることが彼の人生の終着駅であったと賞賛した。希望と渇きのはざまに人の生きがいがある。そのことを知る組織は厳しい時代の中でなお健康な組織であるといえる。

（二〇一〇年五月）

＊1　43ページ（Ⅱ　4章）注解参照。
＊2　「本書に登場する人たちの備忘録」所収。

［24章］

病むことに向き合う

24

思いもかけぬ病

この世の中に好き好んで病気になる人はいない。思いもかけず病を抱えてしまったときには、誰しもが「何で自分ばかりがこんな目に会うんだ」と、わが身の不幸を呪うものである。

それが心の病であればなおさらだ。周りの者たちは、他人事《ひとごと》の気軽さから要らぬ詮索をはじめる。あの人はこれこれこうだったから病気になった、と因果関係で話をおさめてしまえば自分もすっきりする。傍観者は常に冷淡である。

当事者意識

何で自分がうつになったのか、それをいつまでも悲観していると次第に被害者意識が染み付いてくる。やがては自分が大切にされることは当然だと思い込むようになり、甘えに傾斜してゆく。やさしくしてくれるものなら何でもすがりたくなり、その依存性が恢復《かいふく》を遅らせる。気持ちを切り替えずにそこから抜け出すのは難しく、仮に表面的に治ったとしてもすぐ再発してしまう。

うつに限らず心の病が癒されることの難しさは、本人の気持ちが病気を根本的に治すことよりも、それに伴う〝不安〟や〝孤独〟という苦痛から一時的に逃れることに向きがちなことにある。

当事者が自分の病から目を背けずに向き合えるようになること、それが恢復のための地固めになる。あるうつの人が、薬に頼らず治そうと一念発起した。そして長年飲み続けた抗うつ剤の服用をやめた途端、うつから解放されたと聞いた。けっして勧められる方法ではないがありうることではある。

生きざまと病みざま

人が生きてゆくありさまを〝生きざま〟と呼ぶように、人が病の中を生きてゆくありさまを〝病みざま〟と呼ぶ人がいる。生きざまという言葉の由来は〝死にざま〟にあり、〝病みざま〃もまたけっして格好の良いものではない。

人は窮境に置かれ、劣勢に立たされたときにその人の真価があらわれる。病も同じで、その人がこれまでどんな生き方をしてきたかがそこで問われるのである。日常の中で自分の生き方を見つめて生きている人は、病に身を置いたときに、それ以前の生きざま同様に、壮烈な〃病みざま〃を見せてくれることがある。病気でない時にいきいきと見えない人が病気になった時にいきいきと出来るはずはない。

身体の病と違い心の病は、治療で元に戻すというよりも、治療を通し、新たな自分を作ってゆくという可能性をそこに残している。なぜ病になったかは大きな問題ではない。なってしまった病からどういうプロセスでそこから恢復してゆくか、それがその人の人生にとって大きな意味を持つ。そして、時に病が人を強くするという奇跡を見るのである。

援助者の真意

「職場にうつが出てたいへんなんです」という相談が私たちのところに日々寄せられる。最近そうした相談を受けていて、いささか当惑することがある。当事者の苦しみがあまり話題にならないのである。それよりもどう対応したらよいのか、まるで、厄介ものの取り

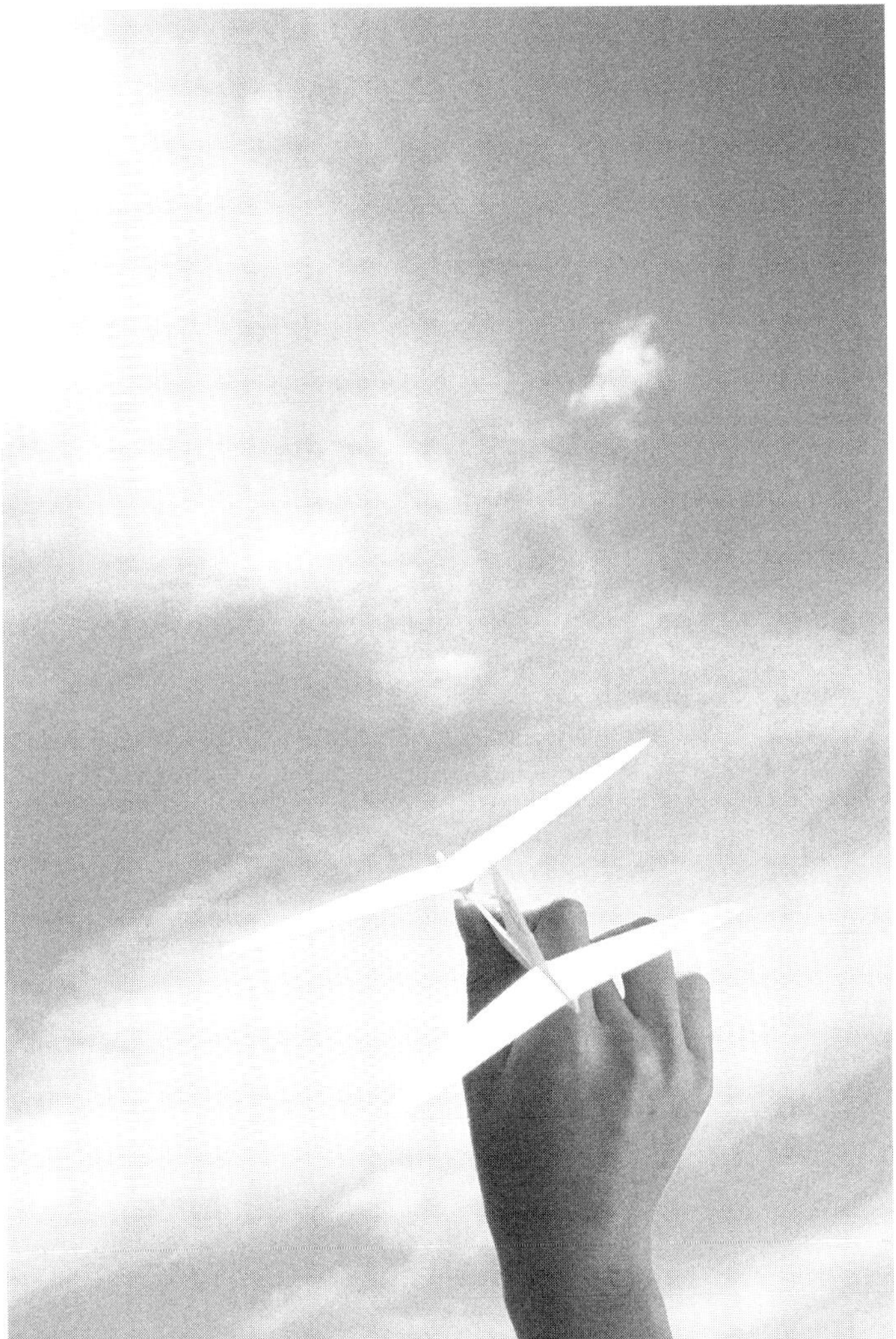

扱いの仕方を教えてほしいというかのように聞こえることがある。

心の病に興味があってもそこに踏み込まない無関心さは、その当事者からは無言の暴力に映るに違いない。

そもそも、早く治してあげたい、という気持ちの深層には、援助者自身のその病への怖れが少なからず働いているように思う。病を怖れる以上、病を克服することは難しい。援助すべき者が尻込みして本気で関わらない以上その人が癒やされるわけがない。

なぜならば、心の病の人たちは周囲が自分に対して本気になってくれているのか、そのことに最も敏感だからである。

私たちはなにゆえに病に苦しむ友を我がことと受け取りきれないのだろう。そのことをまず自問しないといけない。目の前にいるのは見ず知らずの病人ではない。病を抱えた仲間なのである。

援助者の態度

カウンセリングの初歩教育において「共感しても同情してはいけない」「面接は九十度に角度を変えた位置に」と教えているとよく聞く。私はその手の言葉にどことなく胡散臭《うさんくさ》さを感じている。なぜ真正面から受け止めないのだと。安全策としてのカウンセリング技術を教えることで、最も大切な「向き合う心」を教えきれなくなっているように思えてならない。

どうしたらいいか自分でもわからない状況にいる人と向き合い、そこに「ともにいる」こと以外に癒やしの道はないと私は思う。ひとりじゃないんだよ、と隣に居てあげることがどれだけの救いになるか。いわれのない病を負う人たちを前にして、教科書どおりの〝聴く〟という行為のカタチにこだわるよりも、不安の淵に立たされた人の気持ちを汲み取り、わが身の無力感を携えて〝聴こう〟という覚悟で傍らにいることこそが本当の癒やしの力になるのだと思う。

何も出来ない不完全な自分が、何も出来ない病の人に向き合う。これが本来の人と人とのあり方である。

現代カウンセリングの道を拓いたカール・ロジャース*は、「この人を前にすると自然に自分のことを話したくなる、そんな温かな雰囲気をいつも持っていた」と言われている。達人は丸腰であるがゆえに凄みを持つ。

これを書きながら、今、病の試練の場に立たされ、そこで建て直しに挑んでいる勇気ある友たちのことが心をよぎった。彼らの闘いを応援したい。そして学ばねばならない。運命に翻弄されてもなお人生の責任はわが身にある、という真実に向き合うことの大切さを。

（二〇一〇年六月）

＊「本書に登場する人たちの備忘録」所収。

［25章］

組織の中の私の価値

25

組織にとって私って何？

この組織にとって自分はいったい何なのだろうか、まじめに仕事をしていれば、誰でもがそのことを一度は考える。組織が大きくなるほどいろいろな人がいて、人の数だけさまざまな思いがひしめき合っている。それぞれが個人的な事情を抱え、人に言われぬ過去を引きずっている人もいれば、逆にこの仕事だけが自分の人生ではないと冷めている人もいるはずである。

自分の素性など説明する必要もないが、せっかくここで働く以上はこの仕事に意味を感じたい、ここで一生懸命働き、今を精いっぱい生きたい、誰もが多かれ少なかれそう願っているのではないだろうか。

周囲の視線はそうしたひとりの思いには届かず、時に残酷なやりとりを繰り返す人は、さも当たり前のように人を批評し、当たっている真実の指摘こそが人を傷つける。「能力は確かにあるとは言えない」「実績も今ひとつだ」そんなことは言われなくとも自分が一番知っている。「でも私を信じてくれたらもっとたくさん頑張るのに……」せめてその思いをわかってもらえたらどんなに嬉《うれ》しいことか。結果の出ていない苦労をどう評価されるかで人の輝きは変わる。

組織の中にはかつて管理職で活躍したけれども、今はやる気をなくしている人が少なくないと聞く。評価・期待が下がれば、当然やる気をなくす。周囲が非難すればするほどやる気は失せてゆくのは無理もない。

組織の歯車

「人間は組織の歯車」という言いまわしが昔はよく使われていた。最近では、〝歯車〟として動き出す前から出鼻をくじかれるように心を病む若者も増えている。

企業組織は効率性と合理性を重んじ利益を上げる。それゆえに組織のために働き、役に立つ人を求め、どれだけ自分の会社に貢献するか、その物指しで人を評価する。

しかし認められるのは、本当に役に立つ人だけではない。役に立つことを訴えることに成功した人もまた認められる。その理不尽さに、地道に努力する人は戸惑うしかない。
実際に組織を支える大多数は、組織からの評価など期待せずしゃにむに働いている人たちである。その人たちは成果・評価のために働いているのではない。ただ自分の仕事があるから一生懸命働いているのである。

その努力は、目の前の仕事を通し、人のためや組織のために、自分が信じる、良いこと・正しいことを少しでもしたいという期待感で支えられる。言葉を変えると、自分の「良心」と「正義」が踏ん張りの拠りどころなのである。だからこそ、もしその思いが踏みにじられればそれに憤る。

本来であれば組織のために身を粉にして働く人が組織に尊重されるべきではあるが、逆の現実のほうが多い。その人の「正しさ」と組織の「正しさ」がぶつかり合い、多くの人が孤独に耐えている。

自分が必要とされる喜び

一般的には、人間が幸せになるということは、さまざまなしがらみから解放され自由になることだと考えられる。

ではもし、自分が誰からも必要とされず悠々自適な生活に身を置くことと、逆に、自由を制約された中で他者の必要によって生きることと、どちらかを選べといわれたら、人はどちらを選ぶであろうか。「必要とされない自由」よりも、「必要とされる不自由」を選ぶのではなかろうか。

自分が誰かにとって役に立つ有益な存在であることを感じ取れることは、自由に勝る喜びである。

人間とはそもそも、自分の幸せよりも、他者の幸せを望んで生きることに励みを得ることができる。しかし、現代社会があまりにいろいろなプレッシャーが多く、余裕がなくなっているものだから、自分のことしか考えられず、ぎすぎすしてしまっている。そのことで一人ひとりが大人として成熟することを忘れ、社会全体をますます殺伐としたものにしているように思えてならない。

自分の存在の確かさ

自分が他人の目にどう映るかを想像することで自分を知る、それをクーリー*は「鏡映自己」と呼んだ。組織から評価され、それを他人と比較し自分の存在価値に納得するのは人の常である。それだけ自分がどう見られているか不安なのである。

組織は労働の報酬として、賃金やポスト（役職）を与える。しかしそうした「働きへの対価」だけが価値ではない。

今の社会では、働くことによって得られる富や名誉にばかり目が奪われすぎ、労して働くことそのものの価値がかすんでしまっている。

働く場があり、働く仕事があり、そして必要とされ、そこにいられることで人は生きられる。たとえ体が動かなくなったとしてもそこにいることで誰かを支えることもまた立派な〝働き〟である。

人は誰もが認められても認められなくとも、長く険しい人生という道のりを歩いている。傷ついても、疲れても歩き続けている。自分でしか知ることの出来ない苦労を背負い歩いている。そのことこそがその人固有の価値なのだ。

自分がちっぽけに感じるときは、自己否定の感情を背中いっぱいに受けていることが多い。そのときにこう視点を変えてはどうだろうか。組織があなたを必要としているかどうかを問うのをやめ、むしろ、あなた自身が今自分のいる組織を必要としているのかを自分に問うてみる。もし必要だと感じたならもう少し頑張ってみよう。

そもそも価値とは自分で決めるものである。自分の人生の価値、素晴らしさは自分でしか味わうことが出来ない。どんな評価を受けるかに振り回されすぎてはいけないのだ。

（二〇一一年四月）

＊「本書に登場する人たちの備忘録」所収。

［26章］

不器用さの潜在能力

26

環境適応能力に劣る人間という動物

あらゆる生物、とりわけ哺乳類において、その誕生に人間ほど手間のかかるものはないといわれている。生まれてから自力で食物を摂取できるようになるまでかかる期間は、動物界の中で稀に見る長さだという。その人間が個体としての弱さを補うために社会が形作られ、家族や、地域、組織がその単位としてそれぞれの役割をなしている。

人は一人では生きていけない、と言われるがそれは観念ではない、事実である。それを否定するということは自分を生かしてくれているものを見失っているに等しい。

人間はその進化の途上で、環境を征服し、人間どうしのつながりを作って生きるようになった。それゆえに生物として弱くなったともいわれるが、弱くなったがゆえに自分たちを守る複雑な社会を作り上げた。一個の人間は、一生をかけてその作り上げた社会環境に適応するすべを学び、同時に、人が人となることを学んでいるともいえよう。

逸材は見出すのか、育てるのか

現代社会に目を転じてみると、そうした人間の本来の姿とかけ離れた現象がごろごろしている。大学生の就職活動ひとつを見てもそうである。長引く不況の中で企業は生き残りを賭け〝即戦力〟を求める。そこに群がる学生たちは切羽詰まり悲壮感さえ漂わせている。就職活動において、「一勝三十九敗」という言葉さえあるという。自分の持ち味、個性を〝ありのまま〟以上にアピールしなくてはならないという強迫観念にとらわれ、自分が抜きん出ていることを訴える。その姿はまるで自分の羽根を広げ、必死に求愛行動をする鳥たちのようだ。

かつて企業は、みずからの組織を人間教育の道場と言ってはばからなかった。年端も行かぬ若者を〝手塩にかけて〟一人前の人間に育てるというのが企業の仕事でもあった。力不足の半端な若者を職場に受け入れ、陣容がそろわぬことはわかりきった上で職場を切り回してきた。いまやそうした人を育て上げる余裕も気風も影を潜め、短期的な成果を生み出すために能力重視の採用が主流になっている。

器用さは年齢とともに備わる

環境適応能力は〝生きる器用さ〟とも言い換えることができる。それはその人の性格、能力という面も確かにあるが、人生の経験で充分補い得るものでもある。

メンタル・ヘルス研究所の延べ三〇〇万人のデータ（ＪＭＩ健康調査＊）によれば、仕事への適応力も、ストレスへの耐性も年代を追うごとに上昇してゆく。年齢が高いほうがメンタルヘルスは良い。年配になれば若い時よりも体力は落ちているはずなのに、疲れや仕事への負担感はデータにあらわれない。適応力が高いぶんストレスが小さいのである。人生の経験は自覚と意思さえあれば、人としての視野を広め、自信のなさを克服し、たくましさを増し加え、かたくなだった心の角を落としてゆく。

今、私が親しく関わる管理職の方々には、若い時にずいぶん荒っぽいマネジメントをしていたと述懐する人が多い。その人たちの話を聞いているとその生き方になぜか親しみを覚える。自分の使命を果たそうとがむしゃらに走り続けた日をほろ苦く振り返り、若気の至りと後悔している姿が実に健気《けなげ》である。私にはその人たちのほうが、自分が嫌われたくなくて恐る恐る部下に接し、ストレスを与えないことで正義漢ぶる管理職よりはるかに誠実に思える。

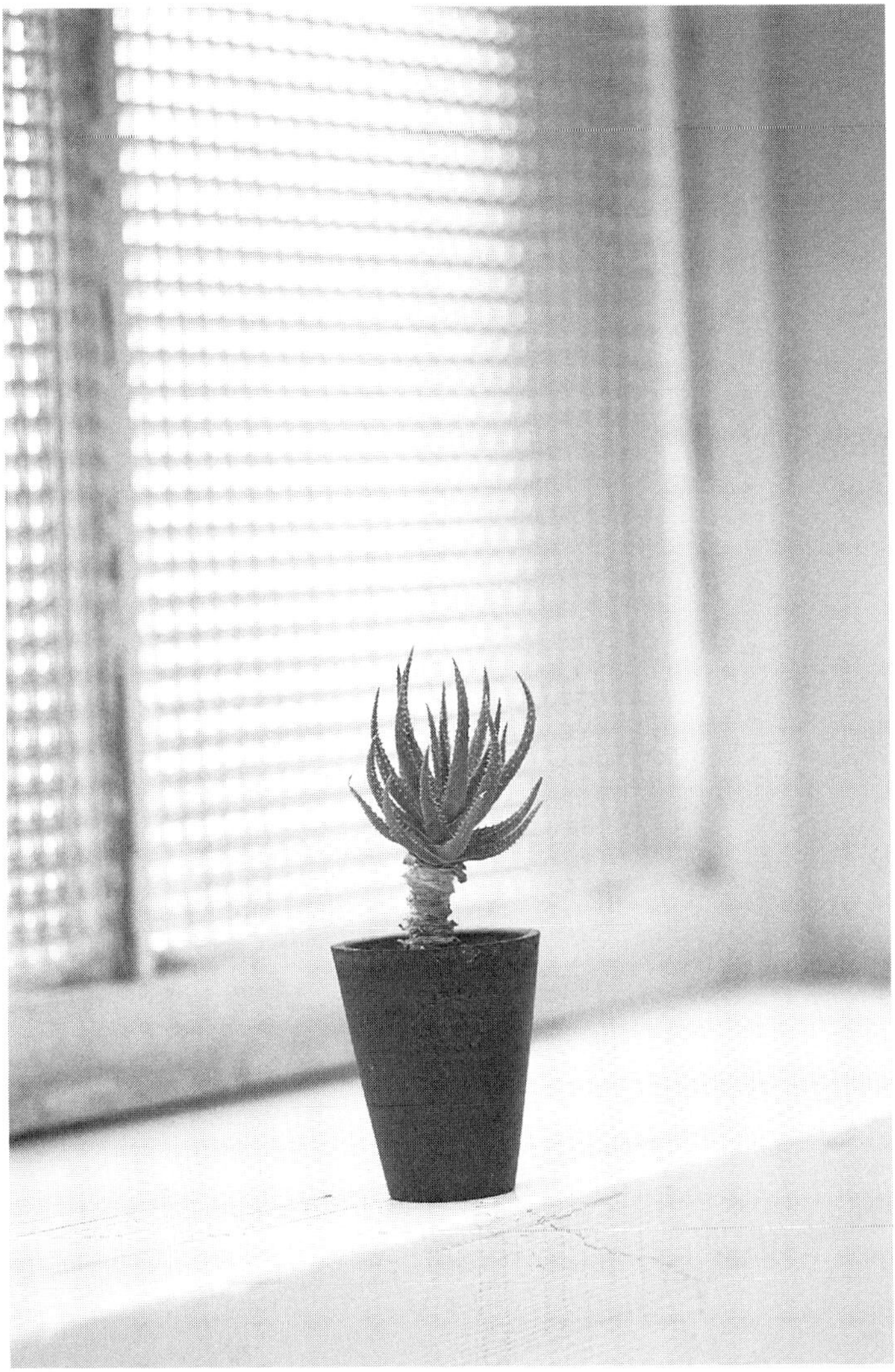

ひとつの小さなつまずきから立ち直れなくなってしまう人が多いのも事実であるが、若き日の挫折や失敗を通し成長を果たした人も多い。反省と悔しさと向上心がそこでの再生の原動力になる。

そうした巻き返しに理解を示せる組織であれば、その人の不器用さを単なる不器用さで終わらせず、むしろ豊かな人材を輩出することができるのではなかろうか。

本物の器用さは経験に学ぶ

世の中には、不器用さを努力で克服し、人間としての味を醸し出している人は実に多い。またその不器用ささえ自分の個性と受け止めることが出来た人も実に生き生きとしている。ハンディキャップを持つ人の中に輝いている人が多いのはそのためである。

自分自身の不得意なところ、弱みとなっているところから目を逸らさないことはつらいことではあるが大切なことだ。自分のありのままを直視し「自分はこうとしか生きられない」と覚悟を決めねばならない。

いつか来る日のために、わが身の誇りだけを残して、今持っているすべてを捨てて自分を変える局面に立つ、それができたときにはじめて、その人固有の武器となりうる何かを掴み取ることができるのではなかろうか。

自分の得意なところだけで生きていても、環境に適応する能力は鍛えられない。自分の世界を狭めるだけである。不自由な中にいてこそ学ぶものがある。

自分の持ち味で勝負を仕掛けることのできる人は、どこかで痛い思いをし、自分の弱さを思い知らされた人たちでもある。だから、〝即戦力〟の大事さはわかるが、伸びようとしてもまだ時間がかかる人間を温かく見守ってあげてほしい。そうした場に立たされた人は、本人が努力すればするほどその組織への愛着と感謝を増していくだろう。苦しみとともに、ではあるが。

おのれの不器用さにあがき、そこから抜け出ようとする者の潜在能力と可能性を信じてみようではないか。人間は一人では生きていかれず、自分を育ててくれるものとともに生きようとするのだから。

（二〇一〇年一〇月）

＊ 43ページ（Ⅱ 4章）注解参照。

［27章］

活力ある職場づくりへの挑戦

27

活き活きとした職場はいかにつくれるのか

生協の宅配に従事する人は頑張り屋さんが多い。頑張り屋さんが多いということは、裏を返せば頑張ることを求められているということでもある。メンタル・ヘルス研究所の調査では宅配事業に従事する人たちのストレスは強く、それは生協に限ったことではないだろうと思われる。

宅配を取り巻く環境が厳しいという現実はあるだろうが、その厳しさから目を背けずに、皆が一緒に立ち向かおうとしているかが問題だ。人が頑張っている事実、苦労している事実に向き合えば、活き活きとした職場は必ずつくることができる。

九人の獅子たち

厳しい競争にさらされる首都圏を舞台に、生協のコープネット事業連合はその宅配事業を展開する。その本部において、メンタルヘルス向上のプロジェクトが二〇〇九年四月に旗揚げされた。一二二ある宅配センターのモデルになるセンターを作り上げ、それを水平展開するというのが当初のねらいであった。そのために、コープとうきょう、さいたまコープ、ちばコープから三名ずつ計九名のつわもののセンター長が選抜された。集まった九名のメンバーは、はじめは疑心暗鬼である。目的を理解したつもりで意気揚々と参加する者もいれば、なぜ自分がここにいるんだ、と疑いの眼差《まなざ》しを崩さない者もいる。一枚岩にはほど遠い面々である。

プロジェクトがスタートしてもなかなか成果が出ない。何をしていいかわからないのである。当初は自分たちのセンターの課題を見つけ、その課題解決を通して改善するという方法がとられたがどうもピンと来ない。無理もないだろう。組織を活性化しようとすると忙しくなる。そのことと、ストレスを減らしメンタルヘルスを良くすることは対極にあると言われても不思議ではないわけだから。

人を思うセンス

職場のメンタルヘルスの向上を考えたときに、管理者にどれだけ人を思う力があるかに成果は大きく左右される。部下の気持ちを察し、どのようなストレス状態にあるかを把握しないとベストパフォーマンスは産み出せない。

そのときに必要となる「人を思うセンス」は、苦労しながら自分で鍛え上げるしかない。本を読んでわかるものでもなければ、他人から聞いてわかるものでもない。まして一回の研修で習得できると考えるのも甘すぎる。頭で学ぶということだけではなく、学ぶ人自身が身をもって経験し、成熟してはじめてそれは生きた知恵となる。その結実こそが成果を生み出すのだ。

腹を割ることと自己肯定感

このプロジェクトが一年を経《た》つ頃ひとつの変化が起こった。このプロジェクトにあまり協力的でない態度に見えていたKセンター長が、本音で、しかも重い言葉を語るようになったのである。彼は実はとても部下思いの人で、部下を育てるために時に厳しく部下を指導していた。

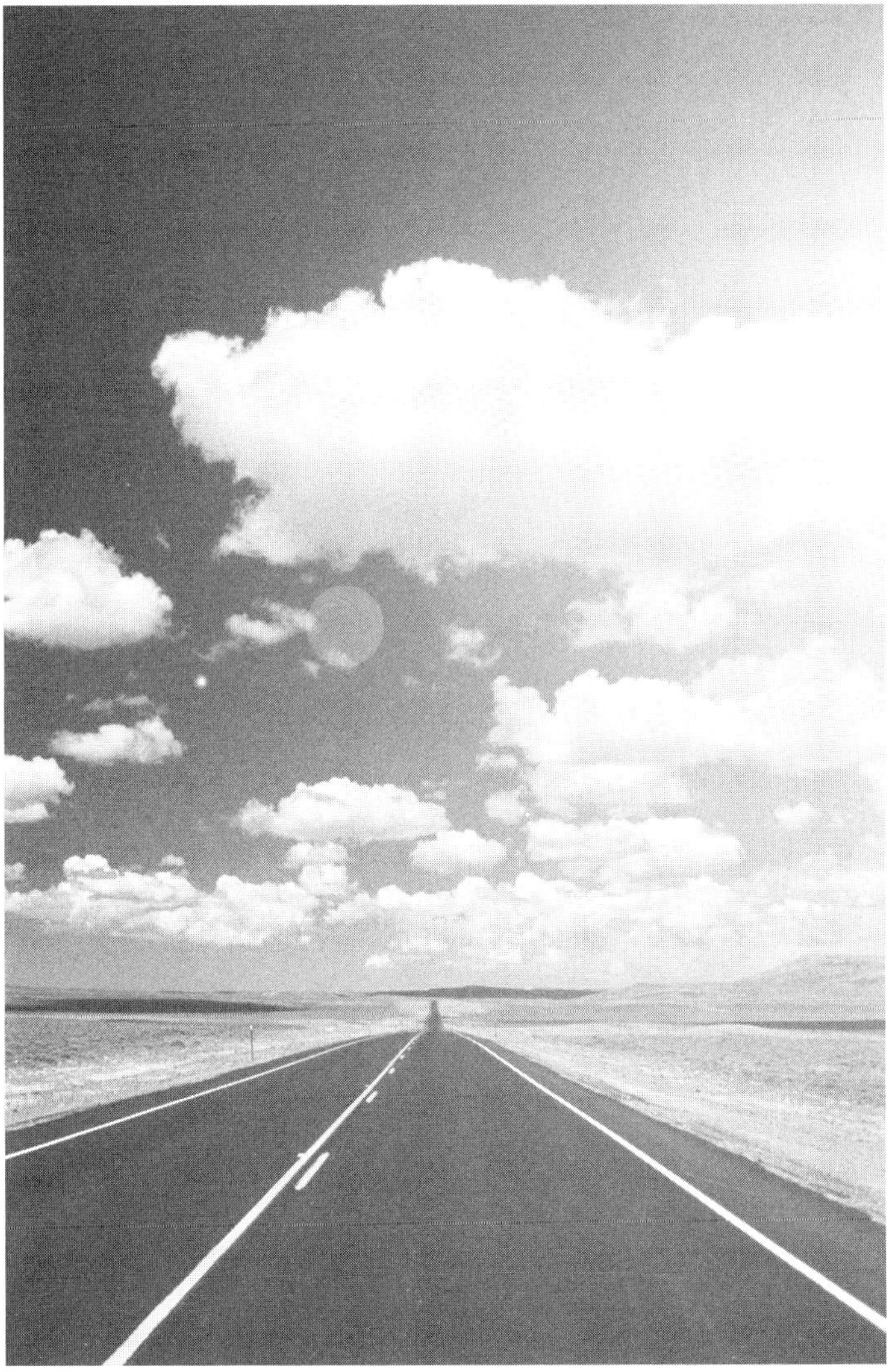

本人に直接聞いてはいないが、自分の厳しい姿勢から見れば、メンタルヘルスのプロジェクトなど生ぬるいと思い、距離を置いていたのかもしれない。

一年間ずっと、センター長たちは腹を割った話し合いを続け、互いの言葉に耳を傾けてきた。よく語り、よく聞くことで、互いの現実の問題を受け止め合い信頼感を生み出してきた。そうした中で変化が起こった。プロジェクト当初、どちらかと言えば理屈でメンタルヘルスを改善しようとリードしていたセンター長たちは、逆にたじたじになってきたのである。理屈にたける者よりも本気の者が強い。

そうして彼を中心とする何人かに「自分は自分のままでいい」という自己肯定感が生まれ、自分はセンター長としてどうあらねばならないか、という自覚が否応なく生まれてきたのである。

シナリオにない効果

このプロジェクトをはじめてから六か月おきに九センターの職場調査をしている。「あなたの職場の雰囲気はいいと思いますか?」という質問に「はい」と答えた人が第一回の七一・二パーセントが第三回で七八・六パーセントに、「あなたの職場のコミュニケーションはいいと思いますか?」という質問に「はい」と答えた人が第一回の六四・九パーセントが第三回で七一・八パーセントに上昇している。

センター長どうしが時間を止めて語り合う時間を持つ、一見無駄なようであるがこのやりとりだけでも部下は救われ、職場は変わってゆく。それを証明してくれたように思える。

管理者が、その目標を達成する途上で、その時々の組織のあり方や、部下の働き方に目を向けることは大事なことだ。息絶え絶えで成果を上げていてもそれは次にはつながらない。持続可能な本物の組織活力は、上司のリーダーシップだけでなく、部下の前向きな意識にも支えられている。管理者がそのことに気づき、本気でその改善に関わったときに、職場は明らかに変わる。その変化は当初のシナリオにない効果をもたらすことはこれまでの取り組みの中で幾度となく経験している。

（二〇一〇年一一月）

［28章］

組織に必要な人

28

引き立てられる人

組織はみずからを守るためにそこに必要な人を引き立てる。その人は誰から見ても、能力的に人間的にすぐれた人かというと必ずしもそうとは限らない。逆に、組織の現場で、どうしてこんなすぐれた人がここにいるのであろう、と思う人に出逢うことがよくある。その人の出世や評価がうまくいっていないことに同情しているのではない。この人が上に立ってくれたなら、組織はもっと良くなるだろうに、と素直に思うからである。

人材の登用は通常、組織を守ることに長《た》けた人、組織の存続に貢献できる人を中心に考えられる。その結果、重用される人は、組織を伸ばそうというよりも、今の体制を尊重し、守ろうとすることに意識が傾きやすい。そのやりとりで実力以上に評価された人ほど張り切り過ぎる。その挙句、余裕を忘れ「心を鬼に」して、部下の能力、意欲の芽を摘むことが少なくない。ひとりになると良い人だが、組織に入ると人柄が変わってしまうのである。そういう場所でストレス疾患は多発する。心理学でいう、「役割性格」は、極端になると「人格障害」と見まごうこともある。

組織人の三タイプ

組織に有益な人には、次の三つのタイプがあるように思える。組織を守ろうとする人、組織を伸ばそうとする人、組織に輝きを与えようとする人。それぞれが組織の維持、発展、品格に寄与することになる。それは見方を変えると、組織の今を見ているか、未来を見ているか、あるべき姿を見ているかの違いでもある。無論、気持ちだけの人もいるが。

身体を張って組織を守ろうとする人も中にはいる。しかしすべてそのような奇特な人ばかりではない。変化することを成長と前向きに捉え切れず、変化をリスクと考える人が多いのも事実である。チャレンジを口にしてもそれは上位者が言ったことに合わせるだけで、本人の自発的な意思とは思えないことのほうが多い。

組織はその現実として、発展させようという力よりも、それを守ろうという力によって支えられている。しかしそれは従業員には面白味も魅力もなく映り、やる気を奮い立たされることはない。

個人よりも組織を重んじる日本の風土

日本人は他の国々の人たちに比べ、組織や集団に無意識に貢献し、そこに自分の居場所を見出そうとする傾向がいまだに強い。

コロンビア大学のフルークフェルダー*准教授は、東日本大震災の被災者の方々の行動に触れて、「米国人は自分の利益を守るために全力を尽すが、日本人は、集団や地域社会から、個々の要求を均等化するものとして秩序を重んじる」というようなことを語ったという。食べ物や着る物を分け合う文化がまだ日本には残っており、日本はまだ個人主義の国にはなっていなかったということである。

しかしながら、そうした日本人の集団特性が組織風土にも影を落とす。個人よりも集団や組織を尊重する土壌が度を越すと、時に社会正義を逸脱することにもなる。日本における企業の不祥事の何割かは、個人の利益を得たいがためというよりも組織を守るという理由で行われ、仮にそれが法を犯したとしても周囲は寛容であることが多い。それはサッカーの試合で攻め込まれた相手に、反則を犯して阻止するのと似ているものがある。しかしそうした内向きな価値観は結果として組織を守ることにはならず、逆に社会的信用を失墜させることになる。

異端に支えられる組織

守りに入った組織の中で、本当に組織を愛し、自分の職業生命を賭け組織を変えようとして、逆に跳ね返させられた人をずいぶんと見てきた。多くがその真意を理解されず、スタンドプレイの烙印《らくいん》を押されている。たしかに本人は深手を負うわけだが、冷静に考えるとそういう人材がいることで組織は支えられているようにも思える。

組織を変えたいと思えば、異端視されやすく、異端で居続けることは生易しいものではない。しかし間違いなく言えることは、信念を守り抜き孤独になった人は強く、そうした鋼《はがね》の意志を身に帯びた異端の人によって組織は支えられるということだ。

またその一方で、個性にあふれ、異端のように見えながら自分の組織を人一倍愛する人がいつの間にか組織の要職に就いているという事実もある。世の中とはいろいろあるものだ。

ただ一つだけ言えることは、かつてその人たちが若い時に皆、この人は、と記憶に刻まれた人たちだということである。人脈に頼らず人脈に恵まれ、要職に就いた人たちである。しかしそうした縁が人間の幸不幸を一手に決めるとは思えない。

私が組織を必要とする

私の大切な友人たちのいる会社が存亡の危機に立たされたことがある。会社はご多聞《たぶん》にもれず大胆な人員削減を社員に持ちかけた。こうしたときにどこの会社でも人事は、必要な人材、必要でない人材にある程度見当をつけて面接に臨む。結果的に、多くの社員が会社の将来に不安を感じ、また退職金の割り増しに魅せられ会社を去ることとなる。

彼らも、もちろんその対象になっていた。その彼らと久しぶりに集まった時に、満を持してこう語りかけてみた。

「この会社が皆さんを必要としているかどうかは問題ではない。皆さんがこの会社を必要としているのか、それを今問いたい」

経営危機の最中二千人近くの社員が辞めた中で、そこにいた者で辞めた者は一人もいなかった。苦難を乗り越えた彼らは今もそこで元気に働いている。

組織に必要な人とは、自分の評価がどうあれ、「この組織、この会社を良くしたい」という思いに疑いを抱かない人である。本当に必要なのは、光を当てられる人ではなく、光を放つ人なのだ。光とはいのちの輝きのことである。

（二〇一二年一月）

＊　「本書に登場する人たちの備忘録」所収。

Ⅵ 被災地の妹へ

［29章］

心が強くあること

29

三月一一日午後二時四六分

二〇一一年のこの時刻に起こった光景を、私たちは一生忘れぬ記憶として心に留めることになろう。東日本大震災、テレビに映し出されたすべてを呑《の》み込む津波のすさまじさと、それによって引き起こされる情け容赦なき地獄絵のような業火のすさまじさに誰もが圧倒された。

人々がこつこつと働き、築き上げてきたささやかな生活が一瞬にして奪われる瞬間を目の当たりにしたのである。

別れの言葉を交わすことも許されずに、何千何万というかけがえのない命が絶たれた。取り残された方々の悲しみの傷は深く、悔やんでも悔やみ切れないだろう。

テレビの画面で、一命を取りとめた女性が「ひとりぽっちになっちゃうよ」と泣き叫んだ姿はあまりも痛ましかった。

悲惨さの現実感覚の落差

今回の地震は都会の交通機関の脆《もろ》さも浮き彫りにした。電車は止まり、私はその日の夜、出先から車で都心に向かっていた。世田谷《せたがや》通りは、反対方向に家路をたどる人でごった返していた。どこまで行くのかはわからないが、淡々とうつむきながら同じような顔をして歩く姿にまるで映画を見るような異様ささえ感じてしまった。逆方向に向かっていたので表情がよく見て取れたが、それは被災地の方々のあの表情とは明らかに違っていた。

夜通し明け方まで歩いてたどり着いたとしても家族と週末を迎えられる人は幸せである。安らぎのある場所に帰れる人と、つい昨日まで安らぎのあった場所に戻り、絶望を思い知らされる人とではあまりに落差は大きい。失うもののある感覚と失うもののない感覚とではやはり雲泥の差がある。

被災地の人たちは自分のいた場所に戻り、どんなに悲惨な状況であってもそこから再生を期す他はないのだが、原発に近いところの人たちは帰れるかどうかも定かではなく、未知の選択を迫られている。

そうした人々を前に、人の心の痛みをしっかりと想像する力がない人の援《たす》けは、傷ついた人々の二重の痛手となる。悲惨さの現実感覚の落差を考えたときに、被災地の外のいる人はそのことに慎重であらねばならない。

東北人の粘り強さ

私も含め東北の人間は、自分は粘り強いと思い込んでいる節がある。事実そういう人も多いかもしれないが、私などは正直なところ、あか抜けなさと不器用さをそれでカムフラージュしてきただけである。

東北人が粘り強いというイメージは明治維新のあとに作られたと言われる説がある。戊《ぼ》辰《しん》戦争の時に〝賊軍〟と呼ばれた人たちが、不屈の精神で辺境の地を開拓し、のちの西南戦争の際に抜刀隊《ばっとうたい》として活躍し武勇を馳せた。それはやがて日清・日露戦争の戦意高揚に利用されたとも言われている。

東北の厳しい冬に耐え、貧しく苛酷な環境を生き抜くことで、寡黙で粘り強い人間たちが、逆境を乗り越える力をつけていくというイメージが作られた。真偽はともかく今はただそれを信じよう。被災地の方々の生きる力と意地を信じ、それを支えるしかない。

強く生きる備え

あの阪神淡路大震災の時に、援助に関わった知り合いの精神科医が、「普段の生活の中で物質文化の中に生きている人は立ち直りが遅く、精神文化を大切にする人は立ち直りが早かった」と言われたことを思い出す。

〝精神文化を大切にする〟とは、自分の心のあり方や、人と人とのかかわりという目に見えないものを大切にする文化のことである。

人は過去の悲しみを背負い、それを乗り越えて、人が人になるために生きている。しかし、その鍛錬を避け、物にすがって生きているとこういう時に弱さをさらけ出す。

物に目が向き過ぎていると、困窮の人に対し、憐憫《れんびん》の情で接することはできてもそれ以上は近づけない。

心に目を向け、善く生きようとする人は現実の挫折が多いものだ。しかしその挫折を越えてきた人こそが、自らの傷跡を通し、真の癒やしの力を人に与えることが出来る。

これまで自分が幾多の苦難を乗り越えてきたことを思い出そう。それを誇りに思えれば今を生き抜く力は残されているはずだ。

希望を携え、手を取り合って

津波は過ぎ去っても、津波が残した人の傷はやすやすと消えるはずがない。その孤独な気持ちに寄り添う温かな心が必要となる。憐れみでも同情でもなく、人の心の痛みを素直に受け止める心が欲しい。難しいことではない。周囲の人たちが、いつものようにその人たちに笑顔を向けながら、しゃにむに働くだけでいいのである。

しかし、思い上がってはいけない。「その人たちのために」ではない。「その人たちとともに」である。

人のために働く仕事に携われていながら被災した人もいよう。今回の災害でご家族を失った人もきっとおられるだろう。つらいだろうが、悲しみを乗り越えて欲しい。それを乗り越えた笑顔こそ、皆が待ち望んでいる希望の笑顔である。

外国に住む友人から、「インドネシアやフィリピンの友人たちも、心配してそれぞれの神に祈ってくれています」と知らせがあった。

「私たちのために祈ってくれる人がいる、愛を受けている」と感じられることが、生きてゆく上でとてつもない力になる。心の強さ、それを自分の思い込みだけで勝ち得ることは難しい。自分以外の誰かに覚えられ、支えられることによってはじめて実感できるほうがはるかに力を得られる。支えられることで得られる心の強さから「希望」が生まれ、それは支える力に昇華される。

希望を持って、手を携えて生きるしかないのだ。自分ひとりの力で生まれた強さは、明るさを持ち得ない。悲しみを通り抜け、涙を流し切って人の情けを知ることでしか、真の明るさを伴った心の強さは得られない。

さあ、迷いを振り払い自分の持ち場に向かおう。あなたを待ち望む人がもうそこに待っているはずだ。

（二〇一一年五月）

［30章］

被災地の妹へ

30

拝復

その後の不自由な仮住まいの中で元気に過ごしているでしょうか。

海岸から離れた内陸の中通《なかどお》りでまさかそれほどの地震があったとは驚きました。傾いた家は持ちこたえているでしょうか。本当に今の家が崖を崩れ落ち、下の民家にのしかかったらと思うと、悲痛な気持ちになります。

先日いただいた葉書の気丈さに我が家の子どもたちは感動していました。（息子は）常磐《じょうばん》線の復旧後、「おばあちゃんを見に行く」と勇んでいわきに行きましたが、被災地を見て廻《まわ》り、あまりの悲惨さに一枚の写真も撮れず帰ってきたようです。その矢先にこの葉書が届きました。

こうもさりげなく感謝の気持ちを伝えてきたことに感動するとともに、陽子たち夫婦への畏敬の念を覚えたようです。僕も先日電話をしたときに、「私たちより悲惨な人がたくさんいる」という声を聞き、本当に頼もしく思えました。陽子は大丈夫だと。

わが身に振り被った災いを前に憐れみを乞わず、そこであえて他人の痛みを想像し、自らの気丈さを伝える、その態度は誠に立派なものです。こういう状況の中で、この葉書から陽子の心根の美しさが伝わってきます。

そして、これまでの人生の難局にどう向き合ってきたか、人間としての来し方に思いを寄せ、あらためて尊敬の念を抱きました。きっと色々なことがあったのだろうとも思いました。しかし、それを乗り越えてきたからこうした便りが書ける。そのように真っ直ぐな心を磨いてきたことに誇りを持っていただきたいと思います。

たしかに、家族を失った人の悲しみは測り知れません。しかし命が助かっただけですべての財産を失った人の悲しみもまた測り知れません。「これから自分はどうやって生きていけばいいのだ」といまだ途方に暮れている方々は何万といらっしゃるでしょう。

こうした悲しみの時の、人それぞれの〝空虚さの重さ〟とは何なのだろうかと思いました。そもそも虚しさに重さがあるのだろうかとしばらく考えました。心の空洞には重さはなく、そこに忍び込む不安にこそ重さがあると気づきました。

僕たちの専門の世界でいう「うつ」とはそもそも「木が鬱蒼（うっそう）と茂る」の「鬱」の意味が語源です。心の中に不安がいっぱいになることを「うつ」と言います。うつとは心がからっぽなのではありません。人は何かを失くしただけで取り乱すのではなく、茫然《ぼうぜん》自失になったその後に襲ってくる不安や恐怖によって心が取り乱されるのだと思いました。

幸福が人との比較では決められないように、不幸の度合いもまた誰にも決められません。それらは人の顔立ちが違うように人それぞれで、その人自身にしかわかりません。

しかし不幸の渦中にいる人に周りがたじろいで、腫れ物に触るように気を使いすぎれば本人は、「誰も自分の事など気にかけていない、誰にもわかってもらえない」と余計に寂しい思いをするでしょう。

周りにいる人間は、失敗を怖れずに勇気を持って、いたわりの声をかけねばなりません。僕たちは東京にいて、被災地の人たちの明るさや勇気に、逆に励まされていることも忘れないで欲しいと思います。自分たちが被災しないでよかったなどとは思っていません。むしろ、私たちに代わってこの震災を受けていただいたと考えています。その意味で被災された人々とのつながりは切ってはならぬと思っています。

先日いわきに戻ったときに、近所の様子を見てきました。海水浴場のそばの幼なじみの経営する旅館は津波に襲われたいへんな状況でした。彼は家族とともに暗い顔も見せずに黙々と家の片付けをしていました。津波は去っても、原発の放射線のことがこれだけ言われたら海水浴客も来なくなるかもしれません。それでも淡々と働いていました。

平潟《ひらかた》、大津《おおつ》港《こう》も廻《まわ》ってみました。テレビでもよく映るところですが、津波で漁船が岸壁に打ち上げられ横たわっていました。町並みは荒れ、いくつもの家が倒壊し、その前で漁師らしい方たちが昼間から缶ビールを片手に立ちすくんでいました。とても自分のちっぽけな同情など届かないところにいることを感じました。

癒やされるべき者の尊厳に対して、最大限の敬意を払わねばならないとあらためて思いました。これからその方たちは、残りの人生を賭け、元の生活を取り戻すべく頑張られるのでしょう。今の状況においてテレビで言うような、「次の世代のため」などそんなことまでとても考えられないと思います。

しかしこの災いを乗り切るためには、「自分のために」ではなく、「自分の子どもたちのために」何をするかを考えない限り、勇気の振り絞りようもありません。

陽子たちもこれからたいへんなことがたくさん待ち受けていると思いますが、僕たちも君たち家族を心から応援してゆきたい。それは陽子がまさに言ったように、ただお金や物を与えればいいということではないと自戒します。そんなことで、自分は支えている、などと思い上がりたくもありません。

この苦難を乗り越えることをただ祈り、本気になって見守りたいと思います。しかし、それでも必要なものがあれば遠慮なく教えて下さい。出来る限りのことをしますから。ひとつだけ陽子に願うとすれば、今のように希望を信じて取り乱さず、その落ち着きを守り抜いて欲しいということだけです。そうして人間としての本物の品性を掴《つか》み取ってもらいたいと祈っています。

たいへんだろうが、そのまましっかりと生き抜いて欲しい。

陽子たちがこの試練を耐え抜いて、家族の一人ひとりがさらに成長し、今以上に素晴らしい家族になれるよう、心より祈っています。

敬具

（二〇一一年六月）

［31章］

それでも山並みは碧《あお》く

――被災地東北、その土地柄と人柄と

31

自然に抱かれた山里の原風景

東北地方の冬から初夏に向かう風景は、人々の気持ちにかまいもせず、一挙にいのちの躍動を見せる。山の木々はいっせいに芽吹き、新緑が萌《も》え、秋とは一味違うパッチワークを見せてくれる。そこに遅く咲いた山桜の白さがその緑をいっそう際立たせる。春の到来も冬の訪れも季節があわただしく移ろうそのさまは、東北人の控えめでおっとりとしたイメージとは裏腹に、どこかせっかちな本来の東北人気質そのものをさらけ出しているようでもある。

私は連休のある日、仙台からいわきに向かう高速バスに乗っていた。車窓からは遠くに残雪を抱く蔵王《ざおう》が見え、湧き立つ雲にその全容を隠しながらも悠然とたたずんでいた。東北地方の太平洋岸は高峻《こうしゅん》な山岳が少なく、丘陵と形容するような標高差二〜三百メートル

のゆるやかな山なみが続き、蔵王のような独立峰のごとく聳《そび》える山はより雄大に見えた。バスはその麓を走り、道の眼下にはそれらの山々に源を発する雪溶けの水が、激流となって岩にぶつかりながら縫うように流れている。

やがて夕景が山里の家々のともし火を照らし出し、そこに家族の営みがまぎれもなくあることを映し出す。時折見える屋根にかかったブルーシートを気にしなければ、この家々の中に夕餉《ゆうげ》を囲むさまざまなドラマがあるだろうことを思い心が安らぐはずである。

受け継がれる気質

東北人は一般的には内気でぼくとつとしたイメージがある。その内気さには、東京に対する固有の劣等感が潜んでいる。悪いことをしているわけでもないのに、どことなく後ろめたさを感じている。東京に出れば自分の生まれ故郷の言葉をひた隠しにし、郷里の自慢はほとんどしない。その感覚は西に生まれた人には理解されにくい。

東北に生まれ育った者は、物心つくと、この土地に生きるか、それとも東京に出るかの選択を迫られる。他の地域もそうであろうがその意識は東北ではなお強い。若者たちは親たちの期待と自分の夢を天秤にかけなければならない。家業があれば別であるが、地元での就職は限られる。憧れの東京にいっとき出ても、「家を守る」「親の面倒を見る」という意識を強く植えつけられた若者たちは、身を固める頃に郷里に戻る者も多い。

土地への執着の変容

今回の震災は、そうした生まれ故郷に対する人々の執着の変容をあぶりだした。いつまで続くかわからぬ見通しのつかない状況において、郷里を離れた者は少なくない。特に小さな子どもを抱える親の切迫した気持ちは無理もない。

老人たちの多くは逆に生まれ育った土地にとどまることを欲した。土地への愛着とともに、自分には先が長くないから、と読むことは簡単ではあるがそれだけではない。判断するための材料がそろわないうちに判断しないという経験上の英知が働いている。その姿は堂々として腹が据わっているように見えた。

今回の震災で、この事態に対する人それぞれの受け止め方や、それ以前の普段の生き方の違いを浮き彫りにした。明らかにかつての共同体感覚は薄れ、年長の声を聴きそれに従うよりも、個人の思い、自分の判断に従うという風潮が強まっている。

さらには岩手も宮城も福島もそして茨城も、被災地によって受け止め方が違うことも露

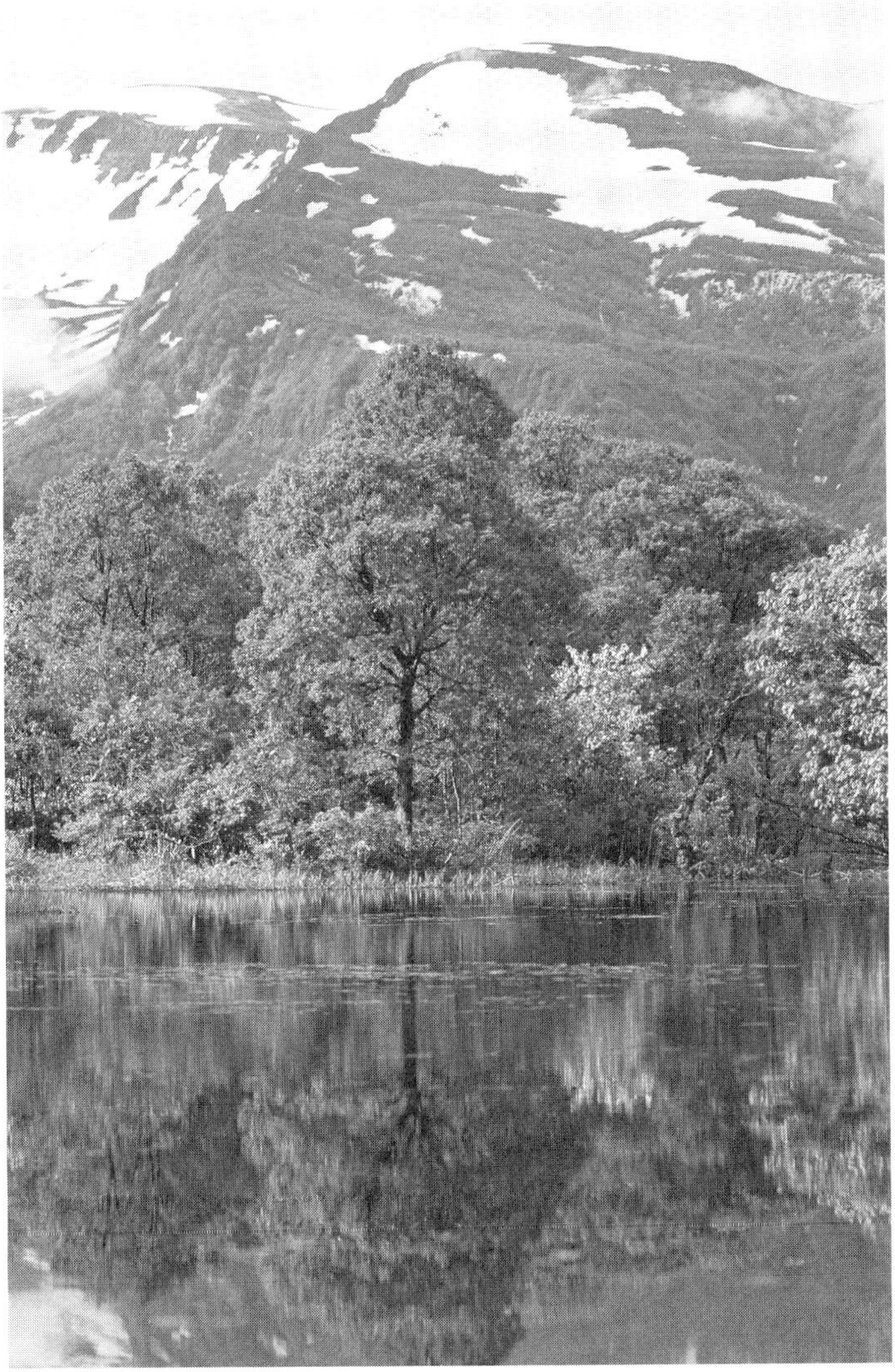

呈した。大きな被害に遭い気持ちを切り替え前へ進むことを望まれる地域、原発の先行きに怯《おび》え、気持ちを切り替えようにも切り替えられない地域、被災しているのに被災していることをわかってもらえない地域、傷みも不安もさまざまである。

心を鎮め、時を待つ

一部の心理の専門家は心に受けた傷について「過去は消えない」と言う。過去が消えないならば、その消えない過去を乗り越えるしかあるまい。焦ると余計不安になるから、焦らずに乗り越えられる時が来ることを〝人事を尽して〟待つしかない。

こんな時に問われるのは、自分を過信しない謙虚さと他者への寛容さである。不確実な状況の中で一旦取られた判断が間違いだと気づいたときにそれをいさぎよく撤回する態度、そして自分と異なる考えや判断を受け入れ許容する態度である。それが出来ないと悲劇が起る。身近な関係ではなおのことである。相手がそうとしか思えない心理的事実を理屈でねじ伏せるのは暴力に等しい。家族の中でこのやり取りが起こると悲しいものである。

この見極めのつかない混沌とした状況において判断を急がず、もう少し事態を見届けてから行動を起こしてほしい。もし精神科医ならこういう時に何と言うだろうか。思い詰めて、〝すべてリセットしたい〟という人に「そういう大事なことは病気が治ってから考えましょう」と飄々《ひょうひょう》と伝え、衝動的な判断を抑えさせることだろう。

再生への道

「自然には勝てない」と被災した方がぽつりと言った。勝てない、というのは敗北宣言ではない、勝てない自然とどう向き合うかの決意表明とみた。人間が自然に向き合いどう生きるか、また同時に人間の文明や科学を過信せずに謙虚に生きるとはどういうことなのか、そのことが今問われている。

このまま東北を荒れ果てさせてよいはずがない。自分が拠って立つものをないがしろにすれば、自分が生きていることの意味さえ失いかねない。追い詰められた今、ここをどう乗り切るか、東北の底力を見せつけてほしい。今東北がみずからの力でたくましく再生してゆくことを私は信じる。努力を惜しまず粘り強く、あくまで東北人らしく、後世に胸を張れる生き方を示してほしい。

惨状に置かれた人間のはるか頭上で、山なみはなお碧《あお》く、人間の再生の営みを待ち望んでいる。「おれと向き合え」、そうあの山なみが語りかけているようだ。それを日本中が我がこととして考えてくださることを願う。

（二〇一一年七月）

［32章］

夢の残影

32

ふるさとの浜辺

浜辺に打ち寄せる波は白く泡立ち、それが引いたときにあらわれた砂は、陽にきらきらと輝いて次の波を静かに待つように見える。この砂は何年も何十年も何百年もそれを繰り返しているのであろう。

生まれ故郷の夏の光景は見た目には幼い頃となんら変わることはない。しかし今年の浜辺の夏は照りつける太陽を除けばいつもの景色とはまるで違った。放射性物質の風評の影響により訪れる人もなく、まさに潮が引いたように人影はない。夏だけの役割の海水浴場の監視塔はまるで廃墟のように見え、秋のようにもの寂しげである。

数えればもう五十年近くが経つが、幼いあの頃をつい昨日のように思い出す。夏になれば都会から人が押し寄せ、数週間だけ海辺の町は賑わっていた。この時だけは、土地の人々も妙に明るく社交的になり、いつになく親切になったものだ。

浜辺には海の家が立ち並び、キャンプ場は若者たちの笑い声がいつもあふれていた。そこにやって来た東京の大学生たちは、土地の子どもたちからすれば宇宙人のような存在だった。彼らの行動や話に魅了され、東京の生活に憧れを抱いた子どもも多かった。「自分も東京に出たい」、子ども心に私もそう思ったものである。

土地の子どもたちにとっては明らかに、普段見慣れぬ都会の人々との出会いが、未来に向けての希望の原動力となった。それが自分を今いる場所から引き離す力になり、広い世界で自分の可能性を試してみたいという衝動に強く駆り立てられたことは間違いない。

それぞれの夢に向かって

子ども心に抱く夢も人さまざまで、現実的なところでは、家を持ちたい、高級な車を持ちたいという物欲的な夢もあれば、野球選手になりたい、一流企業に入りたい、医者になりたいという職業的な夢もある。そうした目に見える夢ばかりではなくて、人のためになることをしたい、貧しい人たちを救いたい、誰からも好かれる人になりたい、尊敬される人になりたい、という志に生きる夢もある。

幼い日にそうした夢を育んだ砂浜に一人たたずむと、人が生きるうえで夢を持つとは一体どういうことなのだろうとあらためて考えさせられる。

こんな大人になりたい、と子どもの頃描いた夢を実現できた人はどのくらいいるのであろうか。逆にこんな生活から抜け出したいと頑張り、何とか多少の豊かさを手に入れたとしてもそれがどれだけの価値があったというのであろうか。

大人になるということは、現実を受け入れて生きるということである。しかしそれはたやすいことではない。自分と自分の置かれた状況を直視し、良いところも悪いところもありのままを受け入れるということである。それは夢を見ることと対極のところにある。

そうこうするうちにやがてはあくせくした日常に埋もれて、夢などに構ってはいられなくなる。生きる現実とはそういうことだ。多くの人は生活に追われ、今日を生きるのに精いっぱいだ。

しかし、夢を叶えようが叶えまいが人は生きてゆかねばならない。ならば何を求め何を支えに人は生きるというのか。

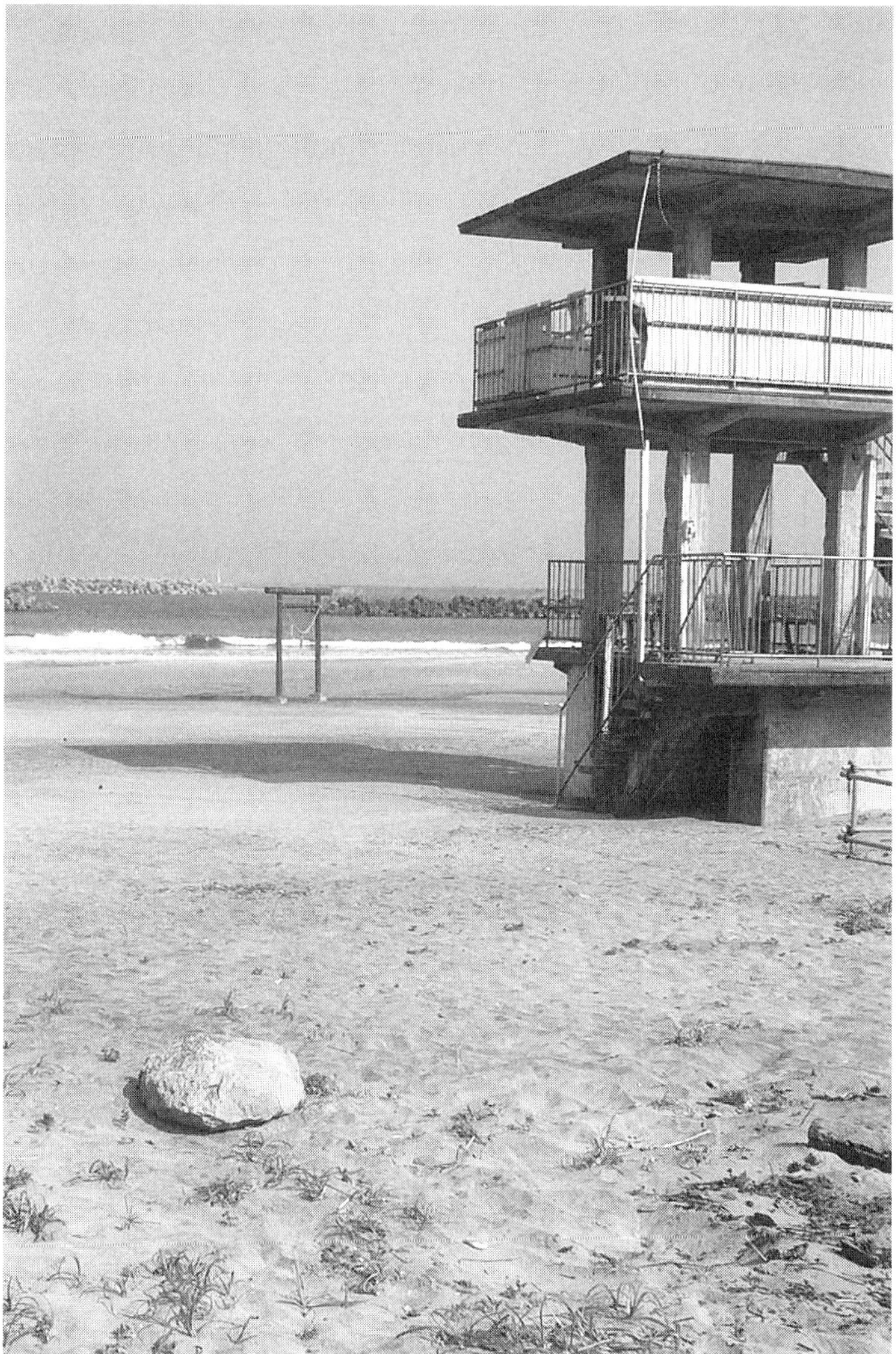

夢は持ち続けることに意味がある

大人になってなお夢を追い求め、魅力的に映る人たちはたくさんいるが、その人たちの多くが生活に追われていないかというとそうでもない。実際に追われている人も多いのだが、本人の意識においては〝追われている〟のではなく、〝追っている〟のである。

その人たちに共通するのは、夢に確信を持ち、未来を信じ自分を信じ、明るく生きているということだ。その本質にあるのは、うまくいこうがいくまいが、生きることそのものを冒険に見立て、迷い悩みながらも遭遇する困難や不安に打ち勝つことを楽しんでいるということである。

ひとつの夢をかなえる達成感よりも、夢を追い求める中で、出会うもの、見つけるもの、学ぶものをとても大切にしようとする生き方がそこにある。

だからこそ簡単に弱音を吐かず、明るく見える。その人たちにとって、自分の不運を呪うことはタブーである。呪ってしまえば自分の闘いのドラマが色あせてしまう。

自分の力を試すがごとく未知の世界に立ち向かう姿こそが夢に生きる姿である。たとえそれがうまくいかないとしても、夢を追い続ける姿を見ている人がどこかにいるものである。

きっと夢は叶えることではなく、持ち続けて生きることに価値がある。その意味で言えば、誰しもが生きている限り、夢の途中にいる。

夢を追うことの意義

日本は今この時たいへんな状況に置かれ、生きることだけに精一杯な人がたくさんいる。その状況において夢を追って生きるなどとても考える余裕すらないだろう。そもそも夢を追って生きられること自体が人間として極めて幸せな状態ともいえる。夢を見ていたあの子どもの頃は幸せだったとも言えるのだろう。

人の持つ夢がどんなに小さなものであっても、それが自分だけのものではなくて、他者と分かち合える夢であれば、はるかに喜びは大きくそれは同時に自分を支える力にもなる。人は成熟するにつれ、何かを手に入れる夢から、何かを人に分け与える夢に切り替わってゆくものである。

激しい時代の変化の中で、元には引き返せない、という断念が必要なときが増えてきている気がする。そうしたときに、未来を見つめ、それぞれが自分の人生において、自分のためだけではなく、人のためになさねばならぬことを新たに見つけ出すという選択もまたひとつの生き方である。夢を追い求めること、それ自体が手段ではなく、人生の目的になる。

故郷の海岸が元の賑わいを取り戻すとは容易に考えがたい。それでもあの幼き日に描いた夢への憧れの残影は今もなお胸の内に宿っている。

（二〇一一年一〇月）

Ⅶ 和解の時

［33章］

のびやかな謙譲

33

神の降り立つ地

信州北アルプス上高地《かみこうち》は、別の名を〝神降地〟と呼ぶ。そそり立つ穂高《ほたか》の山々を仰ぎ、清冽《せいれつ》な梓川《あずさがわ》の流れを間近に見ると、絵に描いたようなその美しさに心が奪われる。まさに息をのむ神々しいほどの風景は、一度訪れた者をとりこにする。

彼の地を代表する大正池は、その名のごとく大正年間の焼岳《やけだけ》の噴火によって梓川がせき止められてうまれたのだという。写真でよく見る水中から顔を出す枯れ木はまさに時代が経っていない証拠でもある。現在その大正池も少しずつ小さくなり、やがては消滅して元の梓川に戻る運命にあるという。これが自然の美しさといえるほどの風景も実は歴史が浅く、時の移ろいがその景観を変えてゆく。自然は美しくも魔物である。

明るさと気さくさとエレガントさと

　その上高地に日本有数と称されるリゾートホテルがある。上品なホテルはたくさんあるが、上品でいて気さくなところに感心させられる。従業員は皆、男性も女性もつんとしたところがなく明るい。そしてエレガントである。分をわきまえた人なつっこさに、自分をとても大切にしてもらっているような気持ちになり心が癒やされる。

　あの人たちはこのホテルの従業員であることに誇りを抱けるからこそ、こうした立ち居振る舞いが出来るのであろう。ありきたりの決め事の〝おもてなし〟ではなく、顧客満足という言葉に踊らされている素振りもない。歴史に堆積された伝統を基盤にしつつも、一人ひとりが日夜、宿泊客と接する中で磨かれる、仕事を通した誇り、「矜持《きょうじ》」を感じさせる。

　自分を恥ずることのない誇りを持って客と接する従業員を見守る社風がこのホテルにはある。一人一人の個性を組織が包み込んでいるから、さらに帰属意識は高くなる。だからこそ、皆が伸びやかに、そして個性的でありながら、へりくだった接客ができるのではなかろうかと感じている。今の閉塞感の強い社会の中で彼らの持つ気風は、たいせつな何かを教えてくれているように思える。

失われつつある謙譲の態度

一方、私たちの生きるこの社会は〝へりくだる〟ということの美徳をいつから見失ってしまったのだろう。都会の往来の中で「失礼します」と声をかけ道を通してもらっても、「おまえのために空けたぞ」と言わんばかりの横柄な視線を受け、その不快さにいかに鈍感さを繕おうかと神経を擦り減らす。

テレビの世界においても、そして私たちの日常の人間関係においても、他人の謙譲の態度を美しいものと称賛されなくなってきている。それが最も見えないのは残念ながら政治の世界でもある。

あのホテルマンたちは、自分がそのホテルの一員であることに誇りを抱き、そのホテルのために一生懸命働いている。ホテルの中に彼らがいて、彼らの心の中にあのホテルがある。守られている安心があるからこそのびやかにできる。

欲望と謙譲

モノが豊かになったことは一人で生きることを容易にしたが、そのことで人はますます、自分中心の損得勘定で動くようになった。個人の自由や権利を当然のことと思い、自分を守るのは自分しかないと考える人が多くなった。

欲望はないほうがいい、と言うつもりはない。私が見ているなかで魅力を感じる人は、禁欲的に生きる人よりも、むしろ欲を持った人たちである。その人たちが自由に好きなように生きている姿に私などは素直に魅了される。もしそれが自分のことしか考えずに、人に迷惑をかける強欲であるならそうはならない。むしろその人たちは他人に迷惑をかけずに好きなことをやっている。他愛なく〝やんちゃ〟なところがいいのである。

欲望は生命力のあらわれでもある。ただ欲望を持ったときに品性が損なわれないように注意しなくてはいけない。自分の欲望のために他人を犠牲にするのは、自己責任の欠如でもある。

しかし逆に禁欲を信条とする人は、規則や決め事を尊び、往々に他人に対しても教条的な態度を取りやすい。そういう人は、本当は自己主張が苦手だったり、自分に自信がなかったりするために、権威の名を借りて人を諭すことが少なくない。そこには「私は我慢しているのだから」という被害者意識が見え隠れし、正しいことを言えば言うほど、聞く側は冷めてくる。この人たちもへりくだっているようで、へりくだってはいない。

謙譲の恵み

震災の地で交わされた「私よりもっとたいへんな人がいる」「私はあとでいいんです」「お互い様ですから」というやりとりで誰が損をしたというのであろうか。むしろそうした中でこそ新しく生まれた関係もあろう。

人がへりくだれないのは、嫉妬や羨望《せんぼう》が関係している。やがて自分の時、自分の出番が来ることに確信を持てれば我慢も利くがなかなかそれが出来ない。

嫉妬もせず人を羨《うらや》むことなく卑屈にもならず、自分は自分と考え、他人に迷惑もかけることもなく、そんなのびやかな謙譲の心を持ちたいものだ。

この不条理に満ちた世を生きてゆくなかで、損得だけでは〝割り切れない〟事が次から次へと起る。それらを呑《の》み込み、なおも謙譲の心をもって生きることが出来れば、そこに自分固有の人間としての深みが出て来るのだろう。私たちを生かしてくれるものへの畏れを感じ、自分を低き者とすることで拓《ひら》かれる希望もある。

あの上高地のホテルマンたちも、それが仕事といえば身も蓋《ふた》もないが、へりくだり、自分を成長させることで明日の成長を夢見ているにちがいない。

（二〇一一年八月）

［34章］

不屈の楽天主義

幸福は自分の満足によってではなく、価値ある目標に忠実であることによって得られる。＊1

人はいつも恵まれた環境の中にいられるとは限らない。恵まれた環境にない中で、自分の人生の目標を見出してそれに向かっている時、その人は光り輝いて見える。自分に振りかぶった災いや不幸に気持ちを奪われないだけの、しっかりとした軸を持って気持ちを前へ向けている人に出遭うとこちらまで元気になれる。

冒頭の言葉はヘレン・ケラー＊2のものである。これを処女作『楽天主義』に記したのは、彼女が大学生の時であった。彼女の人生の物語は映画や演劇にもなり「奇跡の人」としてその名を世界に知らしめた。

34

子どもの頃に読んだあの絵本は、事実に忠実な生活描写ではあっても、主人公の内面までは描ききっていない。幼い頃の印象に残る〝立派な人〟のイメージを拭い、人間ヘレン・ケラー＊2の苦悩に思いを寄せることで学び得るものもある。

彼女は哲学との出会いが自分を強くしたと述懐している。自身の言葉によると「哲学は真理を探る特権を人の精神に与え、盲目の私と目が見える多くの人たちとを、分け隔てなく真実の世界に導いてくれた」＊1と語っている。「目をふさぎ、耳をふさぎ、口をふさぎ……五感に惑わされない精神世界にいざなわれた」＊1ことで彼女は人生への見方を大きく変えたのである。自分の身に起こった不幸を呪うことなく、そこで「価値ある目標」を見出せたといってよい。

ヘレンが若い頃、『青い鳥』の作者であるメーテルリンク夫人＊3に、「あなたは、本当に自分が幸福だと思っていますか?」と聞かれたことがある。そのとき、ためらわず、「私は心の底から幸福だと思っています。もし幸福でなかったら、私のこれまでの人生は無意味ですから、この場で短剣で胸を刺すでしょう」と答えたという。＊1

不幸せの極みにあるとき、自分にはすべきことがあるのだと信じなさい。誰かの苦悩を和らげてあげられる限り、人生は無駄とはならない。＊1

「楽天的」を自認する人たちの中には、現実の苦労を避け、わがままで身勝手にしか見えない人も少なくない。その人たちから周囲の人が迷惑を受けているのを見るにつけ心から気の毒に思う。だから、私は仕事でメンタルヘルスの話をするときに、「楽天的でいましょう」とは言わないようにしている。「ストレスを避けましょう」「あまり考え過ぎないようにしましょう」なども言わない。それはとても無責任なことだと思っている。ヘレン・ケラーが言う楽天主義は「軟弱で不合理な満足に由来する」ものではない。現実を直視しつつ善と未来への確信を持つ態度である。

誰しも幼い頃は、自分と他人との区別がつかない。大人になるにつれ自と他との区別がついてくる。自分と他人が同じでないことを知り、自分は自分であるということを学びながら、自分と違う相手に敬意を払うことを学ぶ。そうした関係において、共に生きるのが大人の態度である。大人の楽天主義は無邪気さを基盤にしていない。生きてきたことで練られた信念を基盤にする。

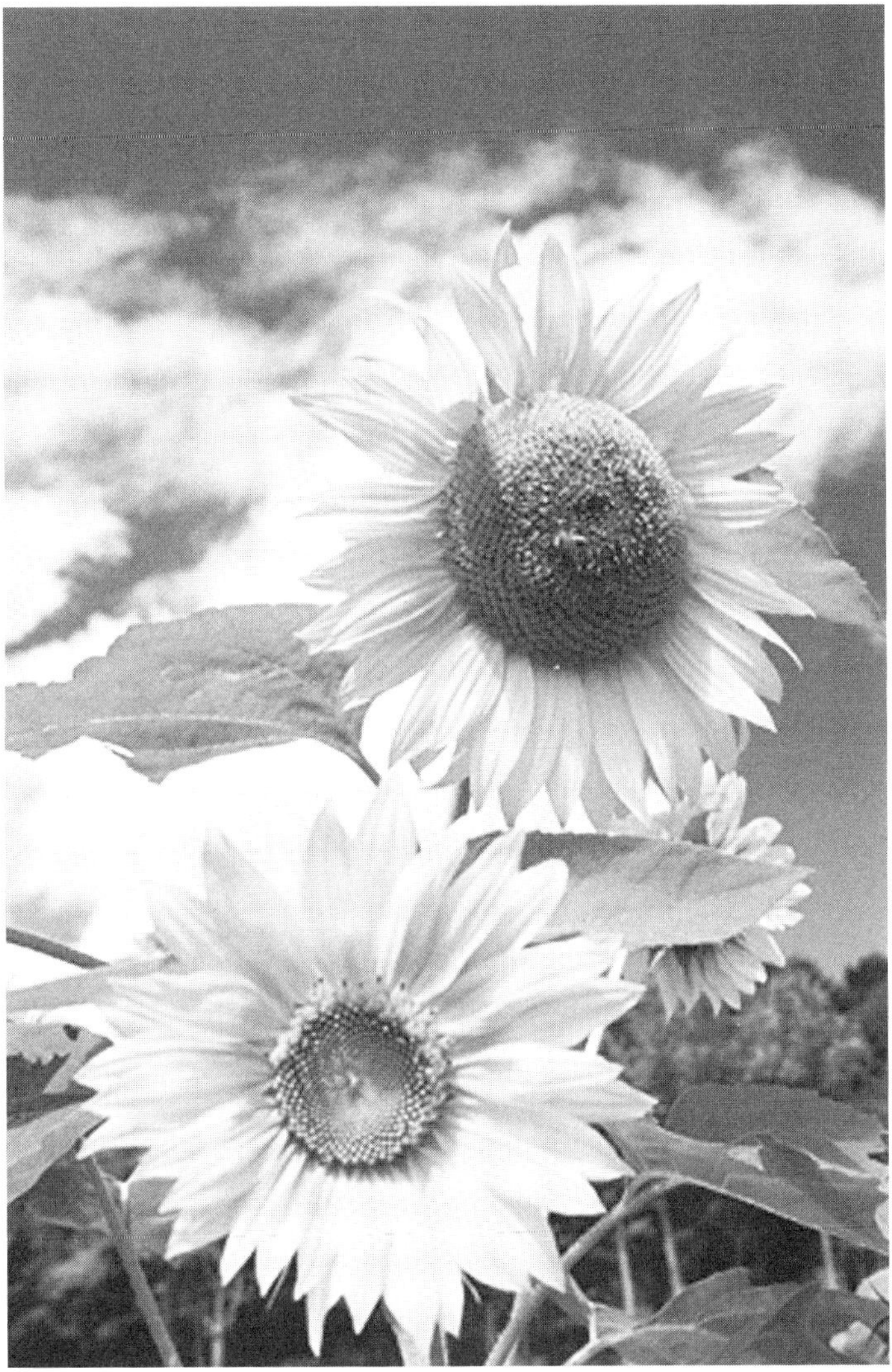

現代を生きる私たちは様々な苦難に遭遇する。どうして自分がこんな目に合わされるのだ、と思うようなことは頻繁に起こる。

仕事で大成している人を見ていても、ほとんどがその道半ばで一度や二度は挫折を味わっている。順風満帆な人はまずいない。その人たちに共通することは、自分をおとしめた人を恨んだり、自分の不運の泣き言を言ったりしなかったことだ。そうすることが見苦しい、という単なる態度の問題ではない。それをささいなことだと捉えられる根拠があり、それを我慢できる人間としての成熟度の高さがあるということである。

あとになって「いろんなことがありました」と笑って言えるようになるためには、悪あがきはせず悔しさを奥歯にかみしめて、思い切り辛酸を舐《な》めることだ。悲しみと苦悩を通過した人ほど、きれいな笑顔を勝ち得ることが出来る。

悲しみと苦痛はやがて「人の心に尽くす心」という美しい花を咲かせる土壌だと考えよう。心を優しく持ち、耐え抜くことを学ぼう。強い心で生きるために。＊1

不屈の楽天主義は、個人の性格によるのではない。自分がどういう人間になりたいか、社会の中でどういう人間でありたいか、その意志に基づく修練に鍛えられて得られるように思う。

彼女は「私は、自分や他人に対する人生の義務は、幸福になることである」*1と信じている。悲しみや苦痛を受けることさえも、そこから積極的にその意味を捉えようとしている。自分の周囲で起こる災いにうろたえることなく、そのことが自分に語りかけてくる意味を冷静に受け止めようとする、それゆえ自分に不都合なものにも寛容になれる。追いつめられ瀬戸際に立たされても、自分を取り囲むものをも包み込むのである。そうした経験の積み重ねを経て「人の心に尽くす心」を学び取っていけるのではないだろうか。

人間は成熟を重ねるにつれ、自分の幸福の追求よりも、他人の幸福を後押しすることに喜びを感じるようになるものである。ヘレン・ケラーが指し示したのは、楽天主義というよりも、幸福の本質ではなかったのかと思う。

人生とは興奮に満ちた仕事の実践である。最も興奮するのは、他人のために生きるときだ。[*1]

（二〇一一年九月）

＊1　引用：ヘレン・ケラー『楽天主義』（岡《おか》文正《ふみまさ》監訳）㈱イーハトーヴフロンティア、二〇〇五年。
＊2　「本書に登場する人たちの備忘録」所収。
＊3　「本書に登場する人たちの備忘録」所収。

［35章］

男の嫉妬

35

カインとアベル

アダムとイブの子、カインとアベルは人類最初の兄弟と呼ばれている。二人が神に捧げものをしたときに、神はアベルとその捧げものに目を留め、カインとその捧げものには目を留めなかった。カインはそのことにひどく怒り、アベルを野に連れ出し、彼を殺した。

神の寵愛《ちょうあい》をめぐるこの兄弟間の葛藤をユング＊はカインコンプレックスと名付けた。伝説のスター、ジェームズ・ディーン主演の『エデンの東』は、この物語をモチーフにしている。エデンの東とは、神によってカインが追放された地のことである。

はるか聖書の時代から、人間関係に「嫉妬」はつきものである。西洋の歴史を紐解かずとも、日本においても古くは、頼朝《よりとも》と義経《よしつね》、秀吉《ひでよし》と利休《りきゅう》らの関係に代表されるように、男どうしの嫉妬が確執を生み、そのことが歴史を変えた逸話は枚挙に遑《いとま》がない。

自分を守るための習性

男は集団や組織の中で、自分の地位、居場所を見出すことに必死である。その中での戦いの争点はおもに組織に認められ肩書きを得ることにある。

男どうしの「負けたくない」という競争原理は、嫉妬の感情を誘発する。はじめから憎いのではない。自分の地位が脅かされ、〝先を越される〟ことが許せないのである。歪《ゆが》んだ自己愛は相手への憎しみにすり替わる。人の世の常とは言えども、自分がない人ほど、嫉妬の感情を持ちやすいのは事実である。

しかしながら人間が競争を放棄して、みんなが寛大になったら組織は面白味がなくなってしまうかもしれない。人間の稚拙な感情も、一部で人間の営みを支えている。

成長期の嫉妬は男の勲章か

私の知る限り、「この人は見所のある人だ」と思った方の多くが、周囲の嫉妬にさらされている。「こんなに優秀で立派な人なのに」と思える人ほど、気の毒なほどに嫉妬されている。嫉妬をする側は、カインがそうであったように、嫉妬している事実を認めない。気づいていても認めない。嫉妬は敗北の感情だからである。抑えの利かなくなった嫉妬の激情はいじめと化し、それはあらゆる理屈をつけてその本心を覆い隠す。「嫉妬されている」と感じた人は、周囲から認められている男の勲章と割り切ることも時には必要かもしれない。

権力に絡みついた嫉妬

世の中には、人望がなくともうまく立ち回り、自分の実力以上の地位につく人はどこにでもいる。組織の中で競争に勝つことを覚えた人は、自分を守ってくれる組織を脅かす人間に過敏に反応する。自分を贔屓《ひいき》にしてくれる組織に〝いちゃもん〟をつけられることは断じて許しがたく、相手を抑えつけるのである。それは一見、組織への忠誠にみえるが、実態は本人の損得勘定ではないかと疑ってしまうことが少なくない。

その意味では、成長期に見られるような個人と個人の嫉妬と、組織の権力を背景にした嫉妬とは性質が異なるのかもしれない。

自分への嫉妬に気づいたら

おのれの目的や信念に殉じて生きる人は、人の目を気にしないぶん嫉妬にさらされやすい。何かに向かう人の純粋さ、一途《いちず》さは憧れと映るが、憧れはまた嫉妬と紙一重でもある。人の心の中で、自分自身のプライドと劣等感が交錯したときに、それがうまく消化し解決に至らなければ、〝逆恨み〟となり、さらには嫉妬に変容する。そうした問題は常に自己像の問題と関係しているので、関係を変えることよりもその人自身の世界観を変えることに活路が見出される。

自分を脅かす相手の自己変容を促すことはたやすいことではない。そのときに必要なことは、むしろ相手に恐れを抱かず、思い切って関わることである。自分の心を開いて、相手が持て余すその人自身の感情を受け止めてあげ、そこで相手の心の内面に触れたときにその人への恐れや敵意は軽くなっていく。〝あこの人は私が憎いのではなく、こういう状況の中で私を憎むしかなかったのだ〟と受け止めてあげればいいのである。

嫉妬されても、へつらうことなく、自分らしく凛《りん》としてやっていれば、自然と人間関係は出来るものである。そういう状況で垣間見える、その人の孤独を湛《たた》えた信念は、限りなくそれが気品に見え、やがてさらに人を惹《ひ》きつけてゆく。

盟友Kさんとの思い出

私にも嫉妬といえば忘れることのできない人がいる。数年前に亡くなられた宮崎のKさんである。仕事にたいへん厳しい人で、本人自身かなりの努力家でもあった。定年後、労働衛生コンサルタントとして活躍しようと奮起していた矢先、定年直前でガンを発症し、その後闘病生活が続いた。

ある日、気弱になったKさんが電話で「会いたい」と私に伝えてきた。私は見舞いに延岡《のべおか》まで行った。ベッドから起き上がったKさんは、最期を悟ったように涙を眼に浮かべてこう語った。

「根本さん、今までさんざんあなたの仕事にケチをつけ、無理な注文ばかり出してきた。それはすべてあなたへの嫉妬からだ。あなたに教えてもらったものは、自分が人の前で話すときに随分使わせてもらった。研修の資料もだいぶ使わせてもらったよ。今度こういう本に文章を書いたけれど、あなたとの出会いでこうした仕事ができたと書いた。どうか今までのことを許してくれ」

私は、Kさんを立派だと思った。Kさんが差し出してきた細くなった手を握り返した。嫉妬という誰もが持つ〝当たり前の感情〟に勇気をもって向き合いたい。それを受け止める困難さの中に互いの成長のカギが隠されている。相手にも苦悩がある、その相手の内なる闘いに敬意を表する自分でありたいものだ。人を恐れず、人を畏れて、自分の感情、相手の感情と向き合いながら生きることを学べれば、人生はもっと楽に楽しく生きられるはずである。

（二〇一一年一一月）

［36章］

和解のとき

36

届かぬ思いの向こうで

「昨日はありがとうございました。お別れしてタクシーに乗った途端、涙がとめどなくあふれ出しました。今日は出張で新幹線の中からメールをしています。こうしてメールを打っているだけでまた涙があふれてきます」

ある方から頼まれ、前日にひとりの女性とお会いしていた。人間関係の荒れた職場で、彼女は身も心も文字通りぼろぼろになっていた。私も期待された手前、何とか力になってあげたい、と必死の思いでお会いしたのだが、その女性の頑《かたく》なな態度は私に全くの隙を見せることなく、沈黙を貫き通した。

周囲の喧騒《けんそう》をよそに、私たちの場所だけが異次元のような静寂に支配され、時が流れていった。夜も更けて来たのでともにその場を後にし、タクシーで帰るその女性を見送った。

最後はさすがに自分の力のなさに打ちのめされた。今回ばかりは駄目だと思った。安請け合いをした自分にも嫌気がさした。

その翌朝届いたのが思いもよらない冒頭のメールだった。彼女は私の思いをわかっていたのである。しかしわかっていてもそれを易々《やすやす》と受け容れるわけにはいかなかった。

求めるがゆえに拒む

苦しみの中にいる人が心を解き放つことはたやすいことではない。本心は人を求めているはずなのに、誰が私の苦しさをわかるものか、と言わんばかりに人を拒絶する。引くに引けない思いが人と人との関係を引き裂いてゆく。拒むということは無反応ということではない。それは〝抵抗〟であり、自分を守るためのぎりぎりの存在証明でもある。

人間誰しも疑念や不信といった猜疑心をはじめから持っているわけではない。人を疑うことを覚えるのは、誰かに裏切られた経験からだ。つらい体験が人生の教訓になり、人を信じないという信条が自分の身を守るためにその生き方に刻み込まれる。

私たちは日々の営みにおいて、心の中で少なからず、わだかまりやいらだち、憎しみや不信といった「陰」の感情を宿している。不快な体験がその感情を意識の底に堆積させているのだが、それでもその背景には、愛されることへの渇望があることは疑いようがない。だからこそ寄せられる愛を試し、もてあそび、時に拒絶する。

親に愛された覚えのない人が、人を愛することは難しいと心理学の世界ではいわれる。たしかに、「私は父の愛を受けたことはありません」「私は母のあの冷たい一言で、人生を踏み外しました」。そのような言葉を何度も耳にしたことがある。しかし、そうした人が苦労を重ね、人を信じられるようになり、愛の人に生まれ変わった事実をも何度か見ている。

傷ついた人ほど愛を受け入れるハードルは高いが、高いがゆえにそのハードルを越えればその傷は癒やされるだけではなく、その乾いた深い傷口から癒やしの力が外に向かい流れ出してゆく。

詫びたい人がいる

人というものは自分が傷つけられたことは忘れないものであるが、自分が人を傷つけ、裏切ったことはさほど覚えていない。覚えていたとしてもそれなりの理由をつけて相手の痛みを想像しようとはしない。自分の痛みを思い出すことで終わらせるのである。自分と

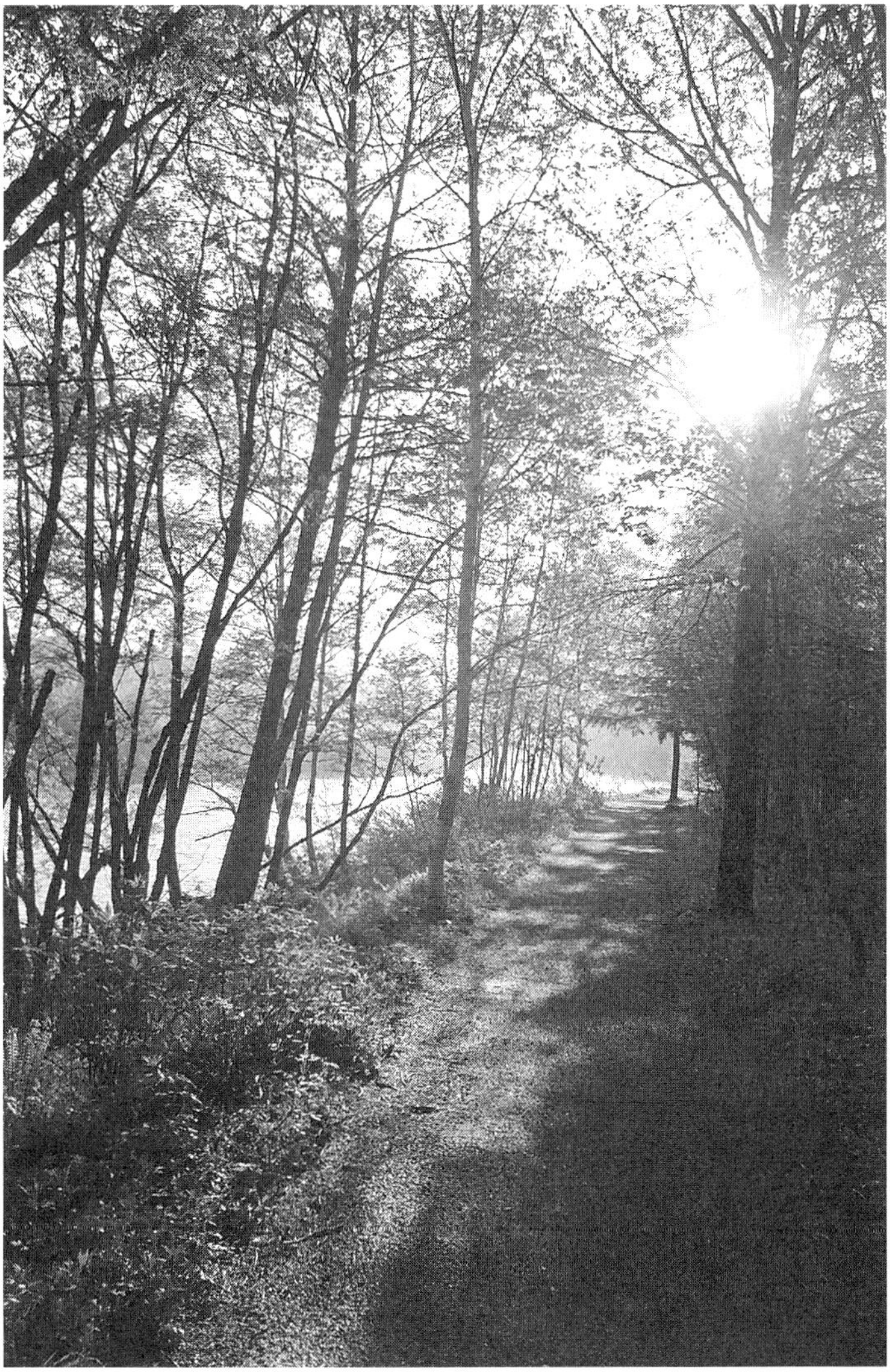

しては許しがたい人がいると思い込んでいる間に、いつの間にか自分も許されがたい人になっている。

大人になって人生を振り返れば、青春の友情への裏切りや、大人への入り口で自分を心配してくれた人を軽んじた経験を誰もが思い出す。多くの人が、いつか詫びたい人がいる、と思っているのではなかろうか。

私もまた、若き日に切れた友情にほろ苦い思い出があり、誠実さを逸してしまったことを思い返すことがある。もし、あの人にもう一度会えたのならば心から詫びたい。少なくとも詫びる気持ちでその人の前に立ちたい。あの時はわからなかったけれど、今となっては、済まないことをしてしまったと悔いる。巻き戻せない時計の針を進めながら、過去の体験を自分の前向きな力に置き換えられれば、と甘い思いにとらわれるのである。

人は自分が成長するにしたがい、昔受けた傷を相手のせいにだけすることをいさぎよしとできなくなる。自分が人のぬくもりや愛を受け止めたときに、寛容であることの大切さを学び、相手にのみ非がないことを感じ取れるようになるからであると思う。自分の歩んできた人生を少しでも価値あるものにしたいと思う心があれば、そのことで経験は塗り替えられていく。

自己との和解

人の成長は、物事においても人間関係においても一面的なものの見方から多面的なものの見方を可能にしてゆく。その結果、拭いがたき体験が心の中で姿を変え、己の人生の歴史に落とし込まれ、やがてはつらい体験を平気で思い出せるようになる。

人は成長することでものの見方が次第に変わってゆくということを認識できれば、人とのやり取りにも自分の考えにも寛容さを持てるようになるのではないだろうか。そのかたわらで物事自体の動きや意味が変容することもありうる。

人は和解するために生まれ、和解を求めてこの世を生きているのだと私は考えている。切れた人間関係もそうであるし、思うようにいかなかった自分ともそうである。むしろ、いさかいを起こした相手よりも、それを許せない自分自身との和解を一番に求めているのではないだろうか。許したいし許されたい。人は「和解の時」を待ち望み生きている。

この人間世界で生きていくことはけっしてたやすくない。その中で、周りに溶け込みながらも、自分が誰とも違う一個の人間として確かに生き、そのことに誇りを抱ければ、と誰もが願っている。自分が自分であることの納得を皆が探しているのである。

その上で自分と素性も考えも違った他人の前にしっかりと立てることを願っている。周りを認め、自分を認め、たしかな自分を生きられるようになりたい。これは人として生まれた者が一生を賭けて、己に問い続けなければならない課題なのである。

（二〇一二年三月）

あとがき

本書は元々、パート職員を含む生協で働く方々のために頼まれて書いたものであった。それが、どういう経緯か、日本生協連や各生協の幹部の方々の目に留まり、その流れでこの書の発刊に至ったことをあとで聞いた。

一人ひとりがどうしたら心の底から生き生きと働けるか、を念頭に三年間書いていたのだが、それは個人のみならず、その人たちが働く場、まさに「職場」をどう生き生きとさせるかというテーマに直結するということを、生協の幹部の方々が鋭く喝破してくださったのであろう。この連載を一冊の本にして世に出したいという生協の心ある方々の御意思によって出版の運びとなったことに、まず深く感謝の言葉を伝えたい。

特にこの書の発刊に当たり、その意義を、淡々としかも情熱的に私に示してくださった編集担当の日本生協連出版部の清原工氏には感謝の言葉がいくらあっても足りない。やり取りの中での氏のへりくだったメールと言葉のやり取りには多くの学びを得た。

また、冒頭の推薦の辞をいただいた杉溪一言《すぎたにきよとき》先生には、多くの励ましをいただいた。先生は昭和三十年代に既に企業にかかわり、カウンセリングの実践と職業人教育を通して産業界に貢献されてきた。企業における実践とともに日本産業カウンセリング学会、そして日本家族カウンセリング協会を設立し、人間の豊かな生き方の本質を今なお追究されている。その先生が卆寿《そつじゅ》を迎えられてなお、未熟な私のために貴重なお言葉を綴《つづ》ってくださったことは私の宝である。

そして何よりも、最大の友である日本中にいるこの出版を心から喜んでくださる勤労者の方々にこの書を捧げたい。三年間の連載の間、生協のみならず産業界の多くの方々と、取り上げたテーマで語り合う機会を得た。その中には誰でもが知る大企業の重役や労働組合のトップもいる。そういう人たちほど、これほどまでに腰が低いのか、と目を見張る所作に何度も驚かされた。その多くは、がんじがらめの中に身を置きながら、高き理想とともに決して部下には見せない苦悩を私の前にさらけ出してくださった。その人たちの孤独は気高さとなって私の目に映り、私を鼓舞してくれた。

そして、この間に出会った、言うに言えない傷や病を負い、それに屈せず企業の現場で今たくましく生きている方々にもその出逢いに感謝し、深い敬意をここでお伝えしたい。産業界で働く大半は名もなき戦士たちで、そこにその人たちが含まれている。まさに、へンリ・ナウエンが名付けた「傷ついた癒し人」たちである。

企業、そしてこの日本は一部のリーダーによってのみ統治されるのではない。そうした人たちが下から支えることで成り立っている。だからこそその人たちに、やるせなさを感じさせたくない。

この書のタイトルを『今を生き抜く』に決めたことは、この現実の中で、人間が生きるということの本質を、しばらく考えた上での結論である。当初は「生き抜く力」と考えたが、どうも人は力によって生きるのではないと気づくようになった。人は命を得て、どんな困難があろうとも生き抜かねばならぬ。そこには理由も言い訳もない。今を背負い、力がなくても何がなくとも何としてでも光を求めて歩んでいかなければならないのだ。何としてでも、というのは、根拠のない安直さで言っているのではない。全身全霊生きる知恵を尽して、という意味においてである。

言葉を選んで伝えないといけないのであるが、知的障がいを負った身内のたくましさを見ていて考えさせられた。生きることの意味も目的も理解しているとは到底思えないのに、どうしてあれだけ生をむさぼるようにたくましいのであろうか。それはそこにかかわる者とののっぴきならぬかかわりの中で周りを疲弊させながらも、明らかに〝生〟そのものを楽しんでいるからだということを疑いようがなくなった。もし、誰も相手にしなかったらあの元気はないだろう。言葉に出せない幸福感が、そこにあるような気がしている。ここに見える人間の本質は、知的障がいを負っていない人も変わりはないはずである。理屈を超えた人とのかかわりの中で、〈わかってもらえる〉〈あたたかなやりとり〉があるからこそ、生きていける。そう考えると逆に、知的障がいか否かの違いは、身の周りのことを自分でできるかどうか、それだけのような気がしてならない。だから、知的障がいや精神障がいを恐れてはいけない。恐れからは偏見が生まれるだけだ。むしろ、その人たちに学ばなければならない。

二〇一二年夏、今、私は郷里福島いわきの実家でこのあとがきを書いている。時折家の中に届く海風、遠くの蝉しぐれ、静かに回る扇風機の音、夏の終わりを予感させる日差しとそこでつくられた陰影の中、座卓にひとり向かい、言葉を手繰っている。

昨年は震災で、家の近くの勿来《なこそ》海水浴場は人影のない夏を過ごした。そして、今年マスコミで〝不屈の海水浴場〟ともてはやされ、華々しく再開したものの人出は芳しくなかった。震災前に十八万人いた海水浴客は、今年は七千人ほどだと新聞は報じていた。

震災と原発事故の傷をいまだ東北地方は引き摺《ず》っている。人の命を軽んじるわけではないが、他の地域に比べればいわきはまだましなほうである。それでも郷里を離れる人も多く、宅地も田畑も雑草が伸び、荒野のような風景を見ることも珍しくない。この現実から目を背けず、何年かかるかわからないが、この震災の荒れ地から世界に誇れる国土を、世界の人々に誇れる日本人の美しい生き方をこれから私たちが築かなくてはならないのだと思う。

未来は一人ひとりの渇いた苦悩の中にある、そのことを分かち合える友が一人でも増え、つながれればそれは大きな希望の力になるはずだ。逆にいくら人がたくさんいてもそれがつながらなければ、それは人の数だけ悲しい。それぞれが苦悩や悲しみや孤独を抱えながら、援《たす》ける人も援《たす》けられる人もひとつになってこの国の希望ある未来をつくっていくことを願う。そして、そこにまぎれもなく同じ渇きを持った自分がいるという真実も、私自身がしっかりと受け止めたいと思うのである。

いわきにて
根本忠一

本書に登場する人たちの備忘録

あ

相田みつを（Ⅲ 10章）
1924－1991　日本を代表する書家・詩人　代表作に『にんげんだもの』。筆者とは、晩年の1990年、講演の依頼で知り合い、短い期間親交を深めた。

芥川龍之介（Ⅳ 17章）
1882－1927　日本を代表する小説家。人間の内面を鋭く描き出す作風は高く評価されている。代表作は『羅生門』『鼻』『地獄変』『河童』等。

アドラー，A（Ⅲ 8章）
1870－1937　オーストリアの精神科医。初期はフロイトと共同研究をするが後に決別。アドラー心理学の「共同体感覚」「勇気づけ」は組織の活性化や人材開発にも影響を与えている。

アーリー・ラッセル・ホックシールド
↓ホックシールド，A・R

アルフレッド・アドラー↓アドラー，A

アーノルド・トインビー↓トインビー，A・J

う

ヴィクトール・フランクル↓フランクル，V

上田昭夫（Ⅳ 22章）
1952－　元ラグビー日本代表。母校の慶應義塾大学蹴球部監督時代には、チームを日本選手権優勝に導く。

ウェーバー（ヴェーバー），マックス（Ⅳ 21章）
1864－1920　ドイツの社会学者・経済学者　西洋の資本主義を発展させた原動力を、キリスト教を土台とする世俗の内なる禁欲と生活の合理化であるとした。代表作は「プロテスタンティズムの倫理と資本主義の精神」。ちなみに日本におけるウェーバー研究の第一人者は、経済史研究家の大塚久雄。筆者は、晩年の大塚からじかに話を聴く機会を得たことがある。

内村鑑三（Ⅱ 5章）
1861－1930 日本のキリスト教思想家。ウィリアム・クラークが去った直後の札幌農学校の第二期生として入学。本書に引用した『後世への最大遺物』はキリスト教徒夏期学校での講演をまとめたものである。

お

岡村昭彦（Ⅲ 8章）
1929－1985 日本のジャーナリスト。報道写真家としてベトナム戦争を取材。その時に記した『南ヴェトナム戦争従軍記』は、当時の学生運動にも大きな影響を与えた。

か

カール・グスタフ・ユング
→ユング，カール・グスタフ

カール・ロジャース→ロジャース，カール

く

栗林忠道（Ⅳ 22章）
1891－1945 大日本帝国陸軍の軍人。陸海軍硫黄島守備隊の指揮官として硫黄島で戦死。その人柄と功績は梯久美子の著書『散るぞ悲しき』、クリント・イーストウッド監督の映画「硫黄島からの手紙」により多くの人の知るところとなった。

クーリー，C・H（Ⅴ 25章）
1864－1929 アメリカの社会学者。彼の代表的な考え方「鏡に映る自我（鏡映自己）」とは、自分から見た他人の自分に対するイメージが自我を作るとされている。

さ

西郷隆盛（Ⅳ 22章）
1828－1877 薩摩藩の武士。大久保利通、木戸孝允とともに「維新の三傑」と呼ばれる。明治政府の重臣となるも、最期は西南の役で戦死。

し

島崎敏樹（Ⅳ 16章）

1912-1975　日本の精神病理学者。元東京医科歯科大学名誉教授。島崎藤村の血を引き文筆の才にも長け、名著『生きるとは何か』を執筆。筆者の所属するメンタル・ヘルス研究所設立に当初から関わった名誉所長・小田晋は島崎敏樹の弟子のひとりである。

た

高橋伸夫（Ⅳ 21章）

1957-　日本の経営学者。東京大学教授。ベストセラーとなった『虚妄の成果主義』で成果主義批判をしたと言われる。が、本人の真意は批判自体を目的としたのではなく、日本企業の隆盛を願い安定的成長を果たすためである、と筆者は直接説明を受けたことがある。

と

土居健郎（Ⅲ 11章）

1920-2009　日本の精神医学者・精神分析家。著書『甘えの構造』は、精神医学の世界のみならず日本人の精神構造を解き明かした名著として、世界各国で翻訳された。

トインビー，A・J（Ⅲ 9章）

1889-1975　イギリスの歴史学者。西欧中心の歴史観を離れ、イスラム教や仏教にも造詣が深くその上で世界各国の歴史を研究した。代表作は『歴史の研究』

トルストイ，レフ（Ⅴ 23章）

1828-1910　ロシア文学の巨匠。代表作は『戦争と平和』『アンナ・カレーニナ』『復活』等。

は

バスカリア（ブスカーリア），レオ（Ⅳ 16章）

1924-1998　アメリカの教育学者。母校南カリフォルニア大学で命の尊さを教える「愛の教室」という名のゼミを設け話題となる。『葉っぱのフレディ』の作者としても有名。

ひ

ビシャ，M・F・X（Ⅳ　18章）
1771－1802　フランスの解剖学者、生理学者。フランス革命の時代に600例の解剖を行い、顕微鏡を使わない時代に体内の組織、21種類を発見した。わずか31歳で肺結核にて死亡。

ふ

ブーバー，M（Ⅲ　10章）
1878－1965　オーストリア出身の宗教哲学者、社会学者。その思想は「対話の哲学」といわれる。代表的著書に『我と汝・対話』がある。

フランクル，V（Ⅰ　2章）
1905－1997　アドラー、フロイトに師事し精神医学を学ぶ。「実存分析」を唱え、生きる意味の重要性に着目し、論理療法を生み出した。自らのアウシュビッツの収容体験を描いた『夜と霧』は世界的なベストセラーになる。

フルークフェルダー，グレゴリー（Ⅴ　28章）
1959－　コロンビア大学准教授。同大ドナルド・キーン日本文化センター所長。

へ

ヘレン・ケラー（Ⅶ　34章）
1880－1968　アメリカの教育家・社会福祉事業家。幼い頃にかかった病気で視力、聴力を失い、さらに言葉を発することも出来なくなる。その三重苦を乗り越え、世界各地を周り身体障害者の教育・福祉のために生涯を捧げた。

ほ

ホックシールド，A・R（Ⅲ　12章）
1940－　アメリカの社会学者。「感情労働」という概念の提唱者。代表作は『管理される心―感情が商品になるとき』

ま

マックス・ウェーバー（マックス・ヴェーバー）
→ウェーバー，マックス

松崎一葉（Ⅲ　11章）

1960－　筑波大学大学院教授。専門は、産業精神保健学、宇宙航空精神医学。著書に『会社で心を病むということ』他。

マリー・フランソワ・クサヴィエ・ビシャ
→ビシャ

マルチン・ブーバー→ブーバー，M

み

三島由紀夫（Ⅳ 18章）
1925－1970　日本の戦後を代表する小説家。代表作は『仮面の告白』『潮騒』『金閣寺』。晩年「盾の会」を結成、自衛隊市ヶ谷駐屯地で割腹自殺。

め

メーテルリンク，M（Ⅶ 34章）
1862－1949　ベルギーの詩人、劇作家、随筆家。ノーベル文学賞受賞者。成功作『青い鳥』は当初大人のために書かれたものを大人が子どものために書き直し、それが大ヒットしたと言われている。

ゆ

ユング，カール・グスタフ（Ⅶ 35章）
1875－1961　スイスの精神科医・心理学者。フロイトと並ぶ精神医学の権威。深層心理の研究で、夢分析を重視したユング心理学を確立した。

れ

レオ・バスカリア→バスカリア，レオ
レフ・トルストイ→トルストイ，レフ

ろ

ロジャース，カール（Ⅴ 24章）
1902－1987　アメリカの臨床心理学者。非指示的カウンセリングを提唱し、来談者中心療法を確立した。現代日本のカウンセリングに大きな影響を与えている。

初出一覧

1章	ストレス問題をとらえ直す	『CO・OP navi』2009年4月号
2章	人生の試練としてのストレス	同2009年5月号
3章	鍛えよストレス耐性	同2011年2月号
4章	病むこと悩むこと	同2009年6月号
5章	いのちは生きるために	同2009年7月号
6章	健康であるということ	同2010年4月号
7章	人間関係憂いなく、恐れなく	同2009年8月号
8章	仲間意識の構造	同2009年9月号
9章	上司と部下 その善き関係を考える	同2009年10月号
10章	本物の出会いを求めて	同2009年11月号
11章	甘えの意識を考える	同2009年12月号
12章	ほめることの価値	同2010年1月号
13章	まなざしに囲まれた自分	同2010年7月号
14章	上に立つ者	同2012年2月
15章	人はなぜ働くのか	同2010年2月号
16章	働くこと、生きること	同2010年3月号
17章	涙の峠を越えて	同2010年8月号
18章	善悪と勝ち負け	同2010年12月号
19章	この仕事に心を込める	同2011年1月号
20章	私を生かし支えるもの	同2011年3月号
21章	「俗」の中にある「聖」	同2011年4月号
22章	負けて学ぶもの	同2011年12月号
23章	健康な組織を創る	同2010年5月号
24章	病むことに向き合う	同2010年6月号
25章	組織の中の私の価値	同2011年4月号
26章	不器用さの潜在能力	同2010年10月号
27章	活力ある職場づくりへの挑戦	同2010年11月号
28章	組織に必要な人	同2012年1月号
29章	心が強くあること	同2011年5月号
30章	被災地の妹へ	同2011年6月号
31章	それでも山並みは碧く―被災地東北、その土地柄と人柄と	同2011年7月号
32章	夢の残影	同2011年10月号
33章	のびやかな謙譲	同2011年8月号
34章	不屈の楽天主義	同2011年9月号
35章	男の嫉妬	同2011年11月号
36章	和解のとき	同2012年3月号

［著者略歴］

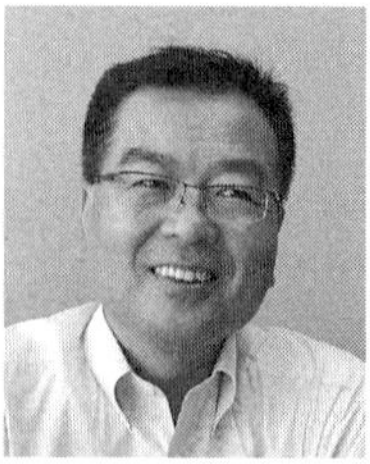

根本 忠一（ねもと・ただいち）

公益財団法人 日本生産性本部 メンタル・ヘルス研究所 研究主幹、日本産業カウンセリング学会 理事。

1958年、福島県いわき市生まれ。1982年、明治大学卒業後、民間企業を経て、1988年に㈶日本生産性本部入職。ほぼ一貫してメンタル・ヘルス研究所で、企業調査を通し産業人のメンタルヘルス研究に従事。企業以外にも労働組合や自治体、生協等にも関わる。調査分析とともに講演や執筆活動も行う。著作に「ホワイトカラー問題と企業組織の活力」（『現代のエスプリ』№332「組織の健康」1995）、「企業内教育とカウンセリング・マインド」（『産業カウンセリング入門』〔改訂版〕（共著）2007）、連載「たくましくしなやかにともに誇り高く」（『CO・OP navi』日本生協連　2009～2011）。2000年、エッセイ「心の医療を託す人」で第13回GE横河メディカルEssayコンテスト審査員特別賞受賞、2002年、論文「いのちに資する労働組合運動のために」でゼンセン同盟第5回山田精吾顕彰会論文コンテスト入賞、2012年、論文「メンタル・ヘルスの指標を用いた組織活性化の試み」（2011）で全日本能率連盟賞受賞。

今を生き抜く

幸せに働き、喜んで生きるための36章

［発行日］2012年10月27日　初版1刷
2022年 6 月 1 日　2刷
［検印廃止］
［著　者］根本忠一
［発行者］二村睦子
［発行元］日本生活協同組合連合会
〒150-8913　東京都渋谷区渋谷3-29-8　コーププラザ
TEL 03-5778-8183
［制　作］OVERALL
［印　刷］日経印刷㈱

ISBN978-4-87332-313-8